知识就在得到

冯雪科学减肥法

冯雪 著

赵泽祯 绘

To Be a Better You

上海交通大学出版社
SHANGHAI JIAO TONG UNIVERSITY PRESS

图书在版编目（CIP）数据

冯雪科学减肥法 / 冯雪著 . -- 上海 ：上海交通大
学出版社 , 2022.6（2023.7 重印）
ISBN 978-7-313-26786-3

Ⅰ . ①冯… Ⅱ . ①冯… Ⅲ . ①减肥 - 方法 Ⅳ .
① R161

中国版本图书馆 CIP 数据核字 (2022) 第 072588 号

冯雪科学减肥法
FENGXUE KEXUE JIANFEI FA

著　　者：冯　雪
绘　　者：赵泽祯
出版发行：上海交通大学出版社　　　　　地　　址：上海市番禺路 951 号
邮政编码：200030　　　　　　　　　　　电　　话：021-64071208
印　　制：上海盛通时代印刷有限公司　　经　　销：全国新华书店
开　　本：635mm×965mm　　1/16
字　　数：191 千字
版　　次：2022 年 6 月第 1 版　　　　　　印　　次：2023 年 7 月第 3 次印刷
书　　号：ISBN 978-7-313-26786-3
印　　张：15
定　　价：69.00 元

科学减肥促进全民健康，跟着冯雪医生动静结合，科学健身，科学减肥。

通过冯雪医生的这本书，我们可以把帮助无数病患解决肥胖问题的原则、方法、经验，有效地、安全地给到你，让你也能获得"国家队"的力量。

肥胖是百病之源，会引起高血压、高脂血症、糖尿病等慢性疾病，而这些疾病都是诱发脑卒中的高危因素。这本书，是冯雪医生结合多年临床经验和大量研究的心血之作。推荐这本书，和你的家人一起，跟着冯雪医生学习并实践科学减肥，实现短期有美丽，长期有健康，有效降低脑卒中发生的风险。

只有科学的减肥方法，才可以预防高血脂，治疗高血脂。如果减肥方法不对，很多患者的血脂反而会升高。冯雪医生团队摸索形成的方法，结合了丰富的临床经验，有指南，有依据。

减肥不仅可以预防高血压，也可以在一定程度上治疗高血压。冯雪医生的科学减肥法，带你扫除减肥路上的各种"雷"，你值得拥有。

很多明天的心脏病都是今天的肥胖导致的，而冯雪医生的科学减肥法，可以在今天就帮你解除肥胖这个巨大的隐患。只有简单健康的方法，才能长久地减掉体重，而不是增加其他健康隐患。

现代循证医学已经发现，**科学有效的减肥活动对预防肿瘤有积极作用**，跟冯雪医生学习科学减肥法，让生命更健康！

冯雪医生简单好用的减肥方法，建立在多年的临床经验和多学科融合的底层逻辑上，同时融入了许多实用的心理干预方法。研究显示，**肥胖和抑郁之间的关系是双向的**，跟冯雪医生减肥，让你的心情放松下来。

——钱烨 中国心理学会心理危机干预工作委员会副秘书长

中青年期的肥胖是老年期认知症障碍的危险因素之一，因减肥方法不当造成躯体功能损害和大脑功能损害而来医院就诊的比比皆是。这本书告诉我们，科学的减肥方法应该简单易行，不刻意，不苛求，自然而然地融入日常生活中。无论是对食物的态度，还是对运动方式的选择，都应该成为自身行为方式的一部分。

——黄延焱 主任医师 复旦大学附属华山医院全科医学科主任 老年医学科副主任

科学的减肥方法，可以成功地帮助肥胖人群中 82% 的哮喘患者缓解症状，其他很多呼吸系统疾病也会得到改善。希望你能通过冯雪医生的科学减肥法获得这样的帮助。

——詹庆元 教授 博导 中日友好医院呼吸与危重症医学科主任

儿童体重管理，可以预防和改善相当一部分儿科疾病。以前我们只想生个大胖娃娃，现在我们想养的是一个体重合适的娃娃。冯雪医生的减肥法让家长使用起来得心应手。

——张浩 教授 博导 上海儿童医学中心院长

儿童肥胖已经是社会普遍问题。肥胖不仅会影响儿童的身体发育，**还会严重危害其心理健康，更会增加儿童成年后的心血管事件风险**。作为一名儿科医生，我推荐宝爸宝妈们带着孩子跟冯雪医生科学减肥，让自己的身体受益，也让孩子的身心健康成长。别让我们的"爱"毁了孩子的健康和未来。

——张爱青 南京医科大学第二附属医院儿科专家

冯雪医生**用科学睡眠助力科学减肥，用科学减肥让你拥有好睡眠**。

——孙伟 北京大学第六医院睡眠医学科主任

在骨关节病人的预防与康复上，减肥是非常有效的一环。冯雪医生的科学减肥法可以帮到为骨关节问题苦恼的你。

——林剑浩 主任医师 博导 北京大学人民医院骨关节科主任

冯雪医生把运动医学、营养医学、心理学、社会学等专业知识融入生活方式医学之中，并借助科学准确的通俗语言呈现出来，将"如何科学减肥"这个现代社会普遍关注的问题，推上了科普的新高度！

冯雪医生从内分泌到心内科，再到生活方式医学，走出了一条跨学科的拓展之路。正是这样的多学科融合，成就了这本《冯雪科学减肥法》，希望可以帮到想要减肥的你。

用最接地气的语言，将最靠谱的减肥知识翻译给你听，将最科学有效的方法展示给你看。从生活方式到药物干预再到手术治疗，只要愿意开始，无论需求是什么，你都能从本书中找到适合的减重方法，健康窈窕就在不远处！

减肥是智慧，减肥让你更健康、更快乐！

冯雪医生用最简洁的语句、最轻松的语气、最易懂的理论、最便捷的操作，为我们贯彻终生的减肥事业奠定了坚实的基础。学她，信她，正如2022年世界肥胖日的主题——肥胖防控，你我共行动！践行减肥，享"瘦"幸福！

难得看到临床营养无缝融合在科学减肥的实操中，难得看到科学减肥无缝融合在生活中，读来不觉减肥已是水到渠成。

来自各界人士的衷心赞誉

　　减肥是一种生活态度，也是对心灵的一次重塑。科学减肥不仅要树立"运动是良医"的理念，更要深入推进"体医融合"。从冯雪医生的这本书中，我们看到了体育与医学的高度融合，看到了这些融合的技术以最简单实用的姿态展现。这本书将深入浅出地告诉你，如何把减肥变成一件简单而快乐的事，如何拥抱积极健康的生活方式，重塑一个更好的自我，享受生命的乐趣。

——杜兆才 国家体育总局副局长

　　科学减肥需要科学的运动。冯雪医生的科学减肥法中有你需要的运动理论、运动原则，最重要的是有运动实操速成。

——李红娟 北京体育大学教授

　　曾经的我，身高 176 厘米，体重 118 千克，还有高血脂、睡眠呼吸暂停、关节疼痛、轻微抑郁和严重的焦虑症等各种问题。2020 年 7 月，我突发心肌梗死，做了心脏支架手术。术后，我下定决心要减肥。在冯雪老师的帮助下，不到一年的时间，我的体重下降了 25 千克之多，睡觉也不用佩戴呼吸机了。无论是精力还是脑力，都回到了十多年前黄金时代的水平。

——陈旭 企业高管

　　因为工作关系，我上班很累，下班就不想动。这导致我的体重一直增加，最后出现睡眠时打鼾的症状，尿酸也升高了。但是，一想到减肥，我就觉得很麻烦，很辛苦。直到有机会向冯雪主任学习减肥知识，我才发现，科学减肥其实很简单，好上手，最重要的是能够持久地付诸实践。两年下来，我的体重稳定地降了 10 千克，没有任何反弹。

——崔玉祥 医生

　　在冯雪主任的临床中心接受为期四个多月的系统训练之后，我的体重减了 19 千克。谈到科学减肥的心得，我总结了以下两点：①科学才是有毅力的保证，错误的方法不可能坚持。②科学能让你找到属于自己的有效减肥节奏。遵循科学规划，才能最终胜利。

尹文生 私企老板

　　从事金融科技工作的我，每天面临很多错综复杂的问题，压力山大，再加上接近更年期，这两年体重飙升，血压也高了，腿沉得迈不开步子。幸运的是，一个偶然的机会，我了解到阜外医院心脏康复中心，有幸得到冯雪老师的减肥指导。三个月后，我减了将近 4 千克，体重指数接近正常，血压稳定，睡眠质量转好，特别是精神状态有了明显的改观。希望冯老师的书能给更多的减肥人士带去健康活力。

冯雪教减肥特别有意思，菩萨手段菩萨心肠。她一个极为严谨的专业人士，不但肯好声好气地用大白话讲方法和逻辑，还非常关怀你的薄弱意志，主动帮你问：如果你必须吃外卖怎么办呀？就是想吃主食怎么办呀？就是想吃零食怎么办呀？犯懒不能规律运动怎么办呀？再主动给你答：那也有救，你可以承认欲望，再如此这般……在她的方案里，你能确切地知道，她不是挥着小鞭子的苛责教练，而是跟你站在一起哄骗和对付脂肪的队友。这种踏实感非常能给决心加分，让你能更轻易地把事情执行到底。

我见证过冯雪的神奇。跟着她的方法调整了饮食两个月，没有减食量的情况下，我的体重大概减了 4 千克。这事让我意识到，减肥是个伪命题，"减肥"的灵魂是好的生活方式。冯雪的这本书，不仅能帮助我们培养瘦身的习惯，更重要的是能帮助我们建立一套适合现代生活节奏的健康生活方式。健康即美。

我是冯雪老师的一部分读者的代表。男人，想减肥但不好意思说。中年，事务繁杂，想减肥又怕麻烦。知识分子，遇到啥事都要认个死理儿。能说服我，而且能让我服气之后还努力尝试的减肥书，以前我从未见过。《冯雪科学减肥法》，给我提供了实践方案，让我惊喜地看到了体重下降、体型改变，而且让我秒成专家，讲起来头头是道，经常向我的中年男性朋友们宣传。

饰演角色和给影视作品做礼学指导是我的专长，如何减好肥则是冯雪医生的专长。跟着冯雪医生科学减肥，拥有美丽身材不再是梦。

每一件事情，背后都有它的底层逻辑。当心脏康复中心主任冯雪老师开始讲减肥时，我长舒一口气，终于明白了减肥的底层逻辑：能量缺口。而所有的方法论，都是在这个底层逻辑之上演化出来的。减肥是很多人的目标，但在冯雪老师的眼里，那只是手段，通往健康的手段。让我们一起健康地活到 120 岁。

—— 刘润 润米咨询创始人

减肥是自我和解，发胖其实是自我割裂的产物。面对美食，一次次大快朵颐之后又懊悔不已、自我指责，你有没有想过，那个想吃的你，贪吃的你，自我指责的你，各是谁？主修内分泌学和心血管学的跨学科博士、医学专家冯雪的科学减肥法，让你从生活医学角度理解自己，从而掌控自己的健康，掌控自己的身材。

—— 梁宁 产品战略专家

越了解医学，就越敬畏科学家们前仆后继做的专业研究。能把这样专业的知识，有结构、有条理地转化成大众能看懂、能记住、能参与、能行动的方案，这是极少有的能耐。

—— 王小川博士 搜狗创始人

如果想减肥，你不能错过第一章和第二章。

第一章是总原则。

第二章是方法论。

如果想简单一点，你可以只看每节后面的划重点。

如果想理清实操的流程，你可以打开随书附赠的《我的减肥秘籍》（下称《秘籍》）。

如果觉得自己有点"小特殊"，你可以在看完前两章之后，翻到第三章的目录。对照目录，你就能找到属于你的"不一样"的解决方案。

如果你想和朋友八卦一下减肥这件事，第四章会给你极大的满足感。

如果看完自序，你还比较喜欢我给你的认知，谢谢你，有空就读一点吧。

另外，请注意，本书提到的所有药物切勿自行使用，用药请遵医嘱。

目录

第三章
**找到适合
自己的
减肥方法**

第四章

帮你完美避开减肥路上的大"坑"

给你更自由的力量

国家心血管病中心主任
中国医学科学院阜外医院院长
胡盛寿

作为全球最大的心血管病临床诊疗中心，我们阜外医院最常被人称道的就是每年做了多少多少心血管病手术，救治了多少多少病人。同时，作为一名心外科医生，以及这所医院的掌舵人，我的初心——"降低中国心脑血管疾病的发病率和死亡率"，从未改变。

早在 1969 年，心脑血管疾病的治疗在我国只是刚刚起步，阜外医院的医生就以敏锐的学术洞察力，感知到这种疾病和当时常见的其他疾病不一样，它可防可控，和生活方式息息相关。正是由于这份感知力，从那时起，我们就致力于发现导致中国人心脑血管疾病的危险因素，跟踪它们，干预它们，并取得了举世瞩目的成就。

在长达数十年的研究过程中，肥胖等一系列由生活方式引起的问题，逐渐成为我们关注的焦点。如果不解决这些疾病的源头问题，中国人的心脑血管疾病只会越治越多，而这并不是一个明智的医者所愿意看到的。

时间来到 2020 年，我们力主成立了中国第一家健康生活方式医学中心，希望由我们这家拥有顶尖医疗水平的医院，来解决生活方式的问题。在这里，冯雪医生和她的跨学科——从营养医学、运动医学到心理医学——医学团队，一起并肩作战，帮助我们的患者解除肥胖、营养过剩、久坐、压力大等一系列现代生活方式带来的困扰。

在这块试验田上，我们用医者的智慧和力量开垦、探索、突破，形成了一些行之有效的生活方式"中国解决方案"。但这还远远不够。

如果把我们生活方式医学中心每年的接待量，放到整个国家要解决生活方式问题的人群中，那就是杯水车薪。作为国家心血管病中心，我们有着"国家队"的担当，如何服务好有着同样生活方式问题的数亿国民，如何推广我们的"中国解决方案"，成为我们更迫切的使命。

冯雪医生写这本书的意义，正在于此。

说到冯雪医生，她的过往经历决定了她特别适合这个团队、这项任务。我们招聘她时，她是北大八年制的医学博士，主修内分泌方向，做的是糖尿病课题。来到这里，注册在我们的心外科团队，干的是重症监护。在这个领域做得很不错时，她毅然放弃，去到美国的哥伦比亚大学做博士后，回来后创建了我们医院的心脏康复中心。其间她又间断性地回到美国约翰·霍普金斯医院和梅奥医学中心做访问学者，然后就有了今天生活方式医学中心的团队。所有这些，决定了她有扎实的临床基础、广博的知识空间，来践行我们的新使命。

通过冯雪医生的这本书，我们可以把帮助无数病患解决肥胖问题的原则、方法、经验，有效地、安全地给到你，让你也能获得"国家队"的力量。这种科学普及的形式，与我们在医疗中心的其他工作，比如科研、诊断、开药、手术，所传达的力量都是一样的。

在读过这本书之后，我能感受到的，是冯雪作为医者的敬畏和体察之心。

她敬畏的是生命。即便是肥胖问题，也并不只是吃多了、动少了这么简单。它所涵盖的是从基因层面到生理机制、从代谢到人与环境的关系等复杂的生命逻辑。不同人群的减肥方案完全不同，我们对这个庞大问题的探索也一直在更新。所以，虽然这是一本写给大众看的通俗作品，我看到她还是在书的最后附上了大量参考文献，证明她在写作时动用了专业的医学知识结构，秉持了写科学论文的严谨态度。

她体察的是每一个个体。这是一位优秀的医者在经历无数病人之后，培养出的一种下意识。正如她自己在书中所写："医学不是隔岸观火，看你站在生活的泥潭，而是弯下腰，帮你负重前行。"她试图换到她对面的你的视角，理解每个个体在生活中的压力、难处、不容易，帮你养成自己的生活方式，从而更好地实现自己的价值。

谈到生活方式，你可能觉得我们要逼着你少吃多动、早睡早起。但是，真正的生活方式医学，其实是用医学的力量，帮你学会如何吃好，如何高效运动，如何扛住压力，找到更精准的生活方式干预方法。

63 岁的我，从医 40 余载，日常工作中既要负责外科手术、医学研究，又要承担医院管理的任务。但无论何时，来到游泳馆，我依然可以一口气游出 20 米。这正是因为我所坚持的生活方式。

你能从这本书里得到的，就是这样的力量，让你的人生更自由的力量。

从 10 到 0[1]
——给自己一个脱胎换骨的机会

得到联合创始人　脱不花

创业，要从 0 到 1；体重，最好还是从 10 到 0。

是的，这就是我三年来在冯雪主任指导下减肥、减脂、调整生活方式的结果：从穿 10 号（偶尔还需要 12 号）的衣服，到穿 0 号的衣服[1]。

减肥这件事，未必是个必选项：如果健康指标正常、对自己的状态也很满意，我觉得，无论体重高低、体型怎样，根本不需要喊减肥或者真减肥，尽情享受生活，多好。

但是当时我的情况不一样：血脂超标、腰椎间盘膨出、容易疲劳困倦，每天下午总有一两个小时脑袋嗡嗡的。更重要的是，从 20 多岁开始，我就对自己的身材不满意，这种不满意甚至影响了我的精神状态，让我缩手缩脚、越来越不自信。特别是在 36 岁、38 岁分别生完两个孩子之后，我的体重一度高达 80 千克。中年危机叠加育儿焦虑，让我对自己身体的厌恶达到了巅峰状态。

有人会说：那你就改变自己啊！你倒是运动啊，你倒是节食啊，你

倒是想办法啊。

知道这么多道理，为什么还是过不好这一生？

因为这些道理听起来太简单了，但是要按照这些道理行动，太难了啊！

你能想象一个人到中年 / 新陈代谢衰退 / 育儿期 / 创业期 / 心态敏感脆弱的女胖子在运动、节食甚至吃药的道路上经历过的灵魂暴击吗？

在我即将进入 40 岁的时候，我终于忍无可忍了，放弃了"靠自己"的想法，决定把自己交给专家。

我还记得我第一次请教冯雪主任时跟她的对话。

我：要减肥是不是得尽量少吃？

雪：谁说的？不吃饱怎么减肥？

我：要减肥是不是得使劲运动？

雪：谁说的？动就行，运动完觉得轻松最重要。

我：要减肥是不是就不能吃火锅了？

雪：谁说的？吃！减肥的时候吃火锅可好了。

我：……

说真的，当时我可真不大相信她的这套方法能减肥。

但后来被事实啪啪打脸。

为什么要吃饱？因为饥饿感会消耗掉意志力，让咱们暴饮暴食。只有用对的食物把自己喂饱，咱们才能不乱吃。

为什么动就行？因为运动完了如果累得浑身疼，咱们这些普通人肯定会三天打鱼，两天晒网。只有让自己处于轻松愉快的状态，咱们才能逐渐把"动一动"的习惯建立起来，那么，运动强度越来越强就是个必然的结果，根本不需要在一开始就给自己制造压力。

为什么可以吃火锅？因为只要理解了"打造能量缺口"这个科学减

肥的底层逻辑，其实什么都能吃。只要点菜的时候选择对的食物，该过瘾过瘾，该聚会聚会。

　　冯雪主任说过一句非常有智慧的话：什么压力都是压力，现代人已经承受那么多压力了，千万不要让减肥再给自己制造出一份压力来。

　　这就是冯雪主任写作《冯雪科学减肥法》这本书的过程中，所秉持的那份仁心仁术。

　　冯雪主任吧，是这么个人：每当你以为她是个外科医生，你就会发现她还是个营养学家；每当你以为她是个营养学家，你就会发现她其实还是个心理专家。

　　真正的医生就是这样，首先对你的心负责，然后才是和你站在一起，针对身体的病痛并肩战斗。

　　这就是我把自己当作一个"包袱"扔给冯雪主任时的样子：

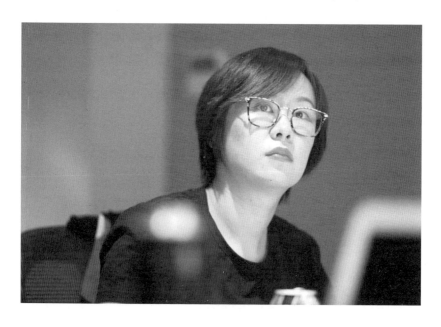

39 岁，生了两个孩子，身高 169 厘米，体重 70 千克。很抱歉我无法提供一张更能说明问题的全身照片，因为那几年我根本不允许任何人给我拍全身照。

有图有真相，同一角度，无后期处理，这是我按照冯雪主任的指导生活三年后的样子：

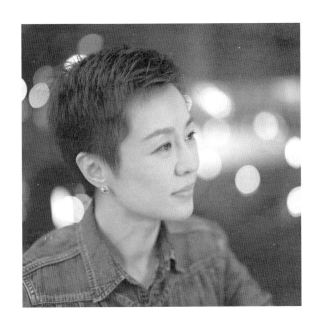

42 岁，身高 169 厘米，体重 55 千克，体检指标一切正常，时不时腰疼的毛病消失了，每天下午的困倦感也消失了。

所以，对于冯雪主任这套科学减肥的体系，用感激来形容我的心情，是不够的。应该是服气，是服气得五体投地。

在冯雪主任的指导下，我人生第一次实现了"服装自由""食物自由"和"运动自由"，我可以穿 0 号的衣服、吃任何想吃的食物、每周运动三小时，更重要的是，我的体力和精力都可以支撑我超长时间专注在一件事上，无论是陪伴孩子还是工作、学习。不仅如此，人到中年，我第一次对自己的身体百分之百满意了。就是那种在森林里刚做完一个深呼吸的感觉，神清气爽。

来吧，关于这本书，我只能用一句话来概括：这本书，真的能让你减肥。

很多很多年以前，有一个孩子在人群中围观米开朗琪罗对着一整块大理石敲敲打打。

随着米开朗琪罗的雕刻，一位女神逐渐从石头中显现出来。

孩子大惊失色：天啊，你是怎么把她变出来的？！

米开朗琪罗说：她本来就在这里，我的孩子。

一个更健康、更灵活、更轻松的你，本来就在这里。来吧，让冯雪主任帮你把这个更好的自己，显现出来。

冯雪

1. 减肥必须简单

在动笔给你写这本书以前，我闭上眼睛，试图凝神静气，铺陈开来，想从代谢生理学开始，一直写到肥胖的疾病负担，从肥胖的基因组学，一直写到分子生物学机制，恨不能就像我给医学生上课那样，把关于减肥的所有知识点都教给你。

但我的脑海中，浮现出了病人来找我减肥时的一幕幕真实场景：他们举着各种关于减肥的畅销书，带着寻来的各种小妙方，掌握了减肥领域的各种前沿进展。我时常深深地感到，我的减肥病人是非常努力且刻苦的一群人。他们开口"生酮""轻断"，闭口"高强间歇运动"。每当此时，我都会意识到，他们不是因为懂得太少才胖，而是懂得太多却依然减不下来。随着减肥有了越来越大的市场，随着越来越多的人关注减肥，研究减肥，买卖减肥，减肥就成了一件越来越复杂的事情。

复杂好不好？那要看你是来研究减肥理论的，还是来减肥的。

如果你是来研究理论的，那复杂就是一件好事，因为减肥涉及身体能量物质代谢系统，以及由此衍生的疾病、病理生理学、分子生物学、基因表型和环境影响，等等，理论体系本身就非常复杂。但是，如果你是来减肥的，实际应用依旧复杂，肯定是行不通的。

我给你举三个例子，来解释一下减肥为什么必须简单。

第一个例子，学游泳。即使教练在岸上再三强调用哪些肌肉，如何发力，如何换气，等到下了水，想着这些，你会游吗？

会游泳的人都知道，游泳利用的其实是肌肉记忆，那些理论肯定会用到，但你不可能一边游一边在大脑里不停地思考理论。

减肥和学游泳一样，属于行动派，因此同样需要化复杂为简单，让理论成为你身体的一个记忆。

第二个例子，创业。都说一分耕耘，一分收获，这话用到创业这件事上却不太灵。创业大约是这个世界上成功率最低的事情之一，在这条道路上，创业者哪怕越过无数障碍，也未必有机会登顶。但是，如果让创业成功者回首，他还是可以总结出一条普遍的规律，那就是简单的事情重复做，坚持一千遍、一万遍。

巧得很，减肥在成功率上和创业很像。英国一个长达 10 年、涉及 17 万人的研究显示，减肥的成功概率大约只有 0.5%，也就是说，如果有 200 个人下决心减肥，只会有 1 个人成功。而那 199 个人中，有的努力运动，有的想方设法节食，还有的既运动又节食，结果却还是失败。

显然，这两件事都挺困难，而越是困难的事情越要坚持，今天要做，明天要做，甚至一做就是一辈子。所以，只有化繁为简，才是坚持不懈的唯一保障。

第三个例子，工作。拿我来说，我是一个特别不愿意费脑子的人，记性在朋友圈里是出了名的差，整天不是忘东就是忘西，以至于我熟悉全国各大机场和高铁站的临时身份证补办点。但是，我却可以记住我的每一个病人、病人的每一个数据和每一个感受。

这是因为，一个人的专注力是有限的。要想做一个好医生，在那么多需要记住的事情里，我只能记住我最关注的，而我不在意的，大概率都会忘记。

减肥和工作一样，都是你我日常生活的一部分。生活中的事情零碎而杂乱，如果想把其中某件做好，需要持久的专注。持久专注成就了我做一个好医生，持久专注也可以成就你的减肥大业，而只有简单，才能够持久专注。

所以，减肥必须是一件简单的事。而我要带你做的，就是把它变成一件简单的事，让你真正减肥成功，并且让这个成功可以持续一辈子。

2. 深入才能浅出

把减肥变成一件简单的事，却并不简单。这个过程要深入浅出。

关于深入减肥，我做了两件事。

第一件事，我做了八年，那就是帮助各种各样的人减肥——有男，有女；有毛头小子，也有耄耋老者；有健康的上班族，更有高血压患者、糖尿病患者、高血脂患者，甚至还有得过心梗的患者。

你可能不知道，在所有医生里，心脏康复医生的减肥经验绝对位列第一梯队。我之所以有这个自信，是因为减肥是一个综合性极强的学科。在中国目前的学科体系下，营养医生讲营养，运动教练搞运动，内分泌医生管代谢。而作为国家心血管病中心阜外医院心脏康复中心的创始人和负责人，我可以负责任地告诉你，心脏康复团队，是关于减肥的最综合的跨学科团队。

心脏康复是干什么的？为什么要管减肥？假如一个人得了高血压，不能让他发展成心脏病；假如得了心脏病，不能让他走上心梗或者放支架的路；即便已经心梗或放了支架，也不能让他二次心梗或者二次放支架。这就是心脏康复，它的目标是管理心脏病的诱因，而肥胖正是心脏病最根本的诱因之一。研究表明，同时患有高血压、高血脂和糖尿病三种危险疾病的人群，在肥胖人群中所占的比例，是正常体重人群中的 4.5 倍。肥胖症每持续两年时间，患者罹患心血管病并死亡的风险就会增加

7%。肥胖者也更容易发生血栓，造成心梗。如果减肥不成功，心脏康复的目标就无法实现。

所以，肥胖是心脏康复医生要解决的一个重要问题。很多世界级的权威减肥指南，都是由心脏康复医生参与编写，甚至主编的。

那么，我们为什么是最综合的跨学科团队呢？来给你数数我们心脏康复中心的医护人员：心血管医生、营养医生、心理医生、康复医生、运动治疗师、心理治疗师、睡眠治疗师、呼吸治疗师、个案管理师、中医医生、护士……包括了至少 11 个专业方向。在这里，我们将所有这些学科的知识、经验结合在一起，使其成为一个整体，为我们的减肥工作服务。这让我们收获的经验，绝非某一个单一学科可比。

另一个收获则更为重要。由于这里是全中国最大的临床心脏康复中心，仅 2021 年我们就接待了 8100 多例患者，其中需要做减肥管理的占八成以上。而且由于身患各种疾病，他们的减肥问题要考虑的方面更多，解决起来也更为复杂。但是，回顾过去的五年，在我们中心减肥成功的患者，也就是体重达标一年后没有反弹的患者，占比达到了 76%。这要远远超过我们前面提到的 0.5% 的减肥成功概率。感谢所有这些患者，让我在八年的时间里积累了大量一手的减肥经验，并掌握了不同人群的减肥需求。正因如此，才有了你面前的这本书，才让我可以更有针对性地给出适合你的那一款减肥方法。

深入减肥的第二件事是，我用了两年时间，从近十年来全球排名前 50 的相关学术期刊中，筛选出了 300 余篇文献，纵览了全球最权威的医学学会发布的减肥医学指南、专家共识、科学声明 72 篇，阅读了和减肥相关的医学书籍 28 种、通俗畅销书 36 种，力求通过地毯式的全面搜寻，不错过任何一个被科学公认的减肥新发现。

全世界最顶尖的减肥科学研究者、临床医生，以及减肥领域经验丰富的实践者，都将通过这本书，把他们的经验统统展现给你，让你的减肥可以一次就成功。

为什么我敢吹这个牛？不是因为医学有魔法，而是因为失败乃成功之母。

你一个人减肥，一辈子最多遇上几个、几十个坑，所以你对减肥的认知，都建立在自己的经验和听来的经验之上，很容易变成盲人摸象。

而医学解决肥胖问题，则建立在生理学的逻辑推断之上，是对大多数可能的方法进行过实验验证、填上了成千上万个坑之后，才获得的科学方法。这里面既有全球数千万减肥者的实践经验，更有顶级医生的科学探索。

如果说为了"深入"研究减肥问题，我用八年时间专注地做了两件事，那么"浅出"，则是我用二十年光阴悟到的一点点玄机。

"浅出"就是把全球最前沿的医学减肥研究，把我们最科学、有效的研究成果——从运动生理学到能量物质代谢，从心理情绪到神经支配，从个人行为到肠道菌群——我们丰富的实战经验、踩过的坑、打过的漂亮仗，都在这本书里，用一个最简单的方式呈现给你。

要做到"浅出"，一是要有深厚的知识储备。只有深入地钻研过整个知识体系，进出过每一个边边角角，才能让整个问题结构高度清晰，重点一目了然，才会拥有化繁为简的能力。而这正是我过去二十年勤勤恳恳在做的事。

二是要有同理心。我需要能够调换位置，站在我对面那个焦急的病人和家属的角度，知道他们在着急什么，关心什么。只有这样，我们的对话才会拥有共同的焦点。

在同理心这件事情上，我要感谢我在大学本科时遇到的一位好老师。他叫韩启德，也是我母校北京大学医学部的主任。韩老师毕生都在倡导人文医学，他告诉我们，再伟大的医学，也要通过人文关怀传递给我们的患者。而我正是从 17 岁那年开始便对此身体力行，随后又在日复一日的临床工作中有了深刻的体会。

所以对我来说，能够"浅出"的一点玄机，就是将对科学问题透彻的理解，渗透在人文关怀最深切的同理心中。

3. 科学减肥的四个模块

接下来，我将通过四个核心模块带你科学减肥。

第一个模块，是底层逻辑。

我会从减肥的正确方向入手，带你认知减肥的第一性原理，寻找自己持久的减肥动力。

搞定减肥中最本质的"方向、第一性原理、动力"这三件事，可以保证两点：一是你的减肥可以持久地朝着越减越瘦的方向前进。别觉得这个说法幼稚，真实生活中越减越胖、减完复胖、减后更胖的例子比比皆是。二是在减肥的道路上，你会拥有一双可以判别真假的慧眼，无论遇到多么错综复杂的状况，你都可以清醒地进行判断。

第二个模块，是减肥的最优方案。

我会帮你剖析，为什么最成功、最优化的减肥方案其实是唯一的。

我将根据这一方案的三个要素——饮食管理、运动管理和心理因素管理，手把手带你建立健康的生活方式，让你的减肥既高效，又能满足你的社会化需求。

第三个模块，是最适合你的策略。

虽然减肥的最优方案只有一个，但你的生活中可能有很多问题和这个方案并不兼容，你的身体也有很多只属于你的特殊性。我将打开我丰富的减肥临床经验库，帮你找到最适合你的策略。

第四个模块，是减肥中的"坑"。

如果你对市面上的各种减肥方案将信将疑，或者只是单纯好奇，来，我和你一起把它们剖开来看看。

最后，我给所有想要减肥的你，准备了一个特别的彩蛋，就是属于你的"减肥秘籍"。它会陪伴你的减肥全程，从自我评估，到记录饮食、运动情况，从找到能量缺口，到不用动脑的菜谱、外卖、零食挑选，囊括了减肥生活里的每一个小细节。冯医生会一直在你身边，陪你走下去。

减肥不用挑日子，每天都是黄道吉日。

现在，让我们一起出发吧。

第一章

科学减肥的底层逻辑

生物学为智人的行为和能力设下了基本限制，像是定出了一个活动范围，而所有的历史都在这个范围之内发生。

——

［以色列］尤瓦尔·赫拉利《人类简史》

不只是历史，你的减肥，包括你的减肥行为和减肥能力，都发生在生物学的基本限制之内。所以，要想把减肥变成一件行得通的事，我们就要从生物学的底层逻辑入手。

为什么不是上来就讲方法呢？这样不是更简单吗？在我的临床上，几乎每个人的减肥方法都不一样，但是，方法多就意味着选择多，选择多就意味着要判断是非对错。这样一来，反而就复杂了，很容易让你陷入无所适从的困境。

想摆脱这种困境，最好的方法就是先远离是非，到一个你游刃有余的地方。这个地方，就是所有这些方法都离不开的底层逻辑。因为是底层逻辑，所以它必然是极简的。它不仅意味着智慧的浓缩，更意味着在极简的底线之上，全都是你腾挪的空间。足够的空间会给你带来长久的舒适，从而减肥就容易坚持。事实上，只要能够透彻地理解这个简单的底层逻辑，你就不仅可以筛选方法，甚至还可以创造方法，最终找到只属于你的简单方法。

◊ 1.1　科学减肥的"三体"目标

要说这世上的事情，大多是一分辛苦一分收获，但减肥可能是个例外。我在序言里写了，减肥的失败率竟然高达 99.5%。而且美国有一项针对减肥失败人群的大规模调查显示，他们中有的努力运动，有的想方设法节食，还有的既运动又节食，这三类人占到了 67%。结果，还是都失败了。

所以现实情况是，追问为什么会减肥失败，比追问如何才能减肥成功重要得多。

从我们整个医学中心的经验来看，大部分人减肥失败，不是因为不够努力，而是因为目标设置得不对。

乍一听你可能会觉得，这不是开玩笑吧？减肥的目标，不就是减轻体重吗？实际上，要想打赢减肥这场仗，还真不仅仅是减轻体重这么简单。如果我们只把减肥的目标定义为减重，这仗可能还没打就输了。

为什么这么说呢？

因为单纯减轻体重这个目标的维度太单一了。我们知道，在生活中，任何一个单一维度的目标，都可能走向它的反面。当一个人太关注一件事的时候，他的动作就会变形。这就好比我们被告知，今天不准再想奶茶，但是当你在心里默念了一百遍不想奶茶之后，奶茶的诱惑反而更容易把你打垮。

减肥也是这样。如果仅仅把目标定义为减轻体重，那为了把体重降下来，我们就会去疯狂运动，运动不行就节食不吃，节食不行就去抽脂……整个过程，我们关心的始终只是体重秤上的数字，其他的都不管不顾。这就会导致两种不幸的结局——

第一种是，体重反弹，减肥失败。因为一旦体重降下去了，目标就丧失了，之前扭曲的行为也就无法坚持。体重反弹，就是早晚的事。

第二种不幸结局更严重，就是减了体重却丢了健康。饥饿、月经紊乱、脱发、无力、胃不舒服、隔三岔五便秘或腹泻，人被折磨得够呛。

一旦把减轻体重当作减肥的全部目标，失败的结局几乎就是注定的。

所以，在动身减肥之前，让我们一起先搞清楚减肥的目标是什么，所谓谋定而后动。

我把减肥的目标给你做一个最简单的概括——"三体"。具体来说，就是包含体重指数、体脂率和体型三个维度的小目标。不管是在健康层面，还是在美的层面，这三个小目标都是三位一体、缺一不可的。

体重指数

体重，是你最熟悉的指标，但单纯考虑体重，缺乏了对身高的考量。所以，医学上有一个更科学的**判断工具，就是身体质量指数**，也叫体重指数，BMI（body mass index）。BMI 的计算方法很简单：

$$BMI=体重\div身高^2$$

（体重单位：千克；身高单位：米）

根据 BMI 评判身材，全球的标准并不一样（见表 1-1）。目前，中国成年人 BMI 的正常值，男性应该在 18.5～24，女性在 18.5～23。医学上根据 BMI 的大小，把体重分为消瘦、正常、超重和肥胖，肥胖又分为轻度、中度和重度。你可以拿出计算器算一下，给自己一个定位，因为后文的很多内容，都会根据这个定位的不同而不同。

表 1-1　成年人 BMI 标准

体重	中国标准	亚洲标准	世界卫生组织标准
消瘦	< 18.5	< 18.5	< 18.5
正常	18.5～23.9	18.5～22.9	18.5～24.9
超重	≥ 24	≥ 23	≥ 25
肥胖前期	24～27.9	23～24.9	25～29.9
轻度肥胖	28～29.9	25～29.9	30～34.9
中度肥胖	≥ 30	≥ 30	35～39.9
重度肥胖			≥ 40

按理说，人们职业不同、生活模式不同、个人偏好不同，体重自然有高有低。只要在合理的范围内，不影响健康，大部分都属于正常，不用过多干预。

但现代人的流行审美标准，加上照片、视频交流的需求大大增加，"the camera adds 10 pounds"，镜头会让人胖出一大圈，就导致很多人的目标成了"越瘦越好"。

可在健康问题上，从来没有"越什么越好"。目前，大量的数据表明，当 BMI 长期保持在 20～25 时，人的疾病发生率是最低的，寿命是最长的。如果对瘦的需求超出了体重的正常范围，你就要拿寿命、生活质量做代价去交换。

如果你真想拿生命的长度来交换美丽，那你可能没有思考过一个本质问题：美丽是生命绽放出的最本质的魅力，从你放弃呵护生命的那一刻起，你就已经和美丽背道而驰了。

那么，BMI 超出正常的范围，是不是一定需要减肥呢？如果在正常范围内，是不是就万事大吉？答案是不一定，因为 BMI 其实只考虑了身体的总量，我们还要看接下来的两个指标。

体脂率

小满是我的好闺蜜。今年春天一上秤，她比去年重了整整 4 千克。为了赶在夏天之前穿上去年的裤子，她开始立志减肥。

小满很自律，买了一个体重秤放在卧室里，每天早上一起床，第一件事就是称体重，好督促自己一整天坚持控制饮食。一个月下来，小满掉了 3 千克，成效很不错。可是拿起牛仔裤，提都提不上，跟一个月前一模一样。

为什么会这样？小满愁眉苦脸地来找我。我用专业体脂仪给她测了一下，发现对比一个月前，她的体脂率上升了 3%。减掉的 3 千克全是肌肉，脂肪重量一点没变。我郑重地告诉她，再这么减下去，可能高血脂都会找上来。

减肥是否有效果，除了总量之外，我们还得看结构，也就是身体里脂肪和肌肉的比例。医学上用"体脂率"来描述身体里脂肪组织的比例。

如果体脂率太高，那这个人既不会好看，肯定也不健康。

两个人的 BMI 完全一致，一个看起来很结实、很苗条，穿衣服很有型，另一个看起来就圆乎乎的，年纪稍微大一点，身体就会显得很松垮，穿衣服显得臃肿，区别就在体脂率上。同等重量下，脂肪的体积是肌肉的 1.5 倍左右。那么显然，同样的 BMI，脂肪占比更高的人就会胖出一大圈。所以减肥时，一定要盯住体脂率，而不能只看体重。有时候，体重没变，但体脂率下降了，你也会发现所有朋友都在夸你又瘦了，而且特别精神。

除了好看，体脂率对健康影响更大。体脂率太高，会间接导致一系列疾病，包括高血脂、高血压、高血糖、心梗、脑梗，等等。所以即使BMI正常，你也要关注这个指标。尤其是高血脂的瘦子，往往觉得很奇怪："我这么瘦，为什么血脂会高呢？"这种人到我们中心一测，大多体脂率是偏高的。

无论从好看的角度，还是从健康的角度而言，标准的体脂率，男性应该在15%～18%，女性在20%～25%。当然，随着年龄的增加可以适当放宽（见表1-2）。

表1-2　体脂率标准

性别	年龄	轻度肥胖	中度肥胖	重度肥胖
男	不分年龄	≥ 20%	≥ 25%	≥ 30%
女	6~14	≥ 25%	≥ 30%	≥ 35%
	≥ 15	≥ 30%	≥ 35%	≥ 40%

那么，怎样才能知道自己的体脂率呢？

医学上测量体脂率最精准的方法是DXA，学名叫作双能X线吸收测定法。但这个检查对你来说没啥意义。这不仅是因为国内能做它的医院很少，更是因为如果你要减肥，我建议你每两周就要做一次，这么频繁地跑医院，显然不太实际。

更为日常的选择，是能够测量体脂率的体重秤。研究中发现，某种频率的电信号通过人体时，脂肪部分比肌肉和人体其他组织的"阻抗"值更高。利用这一原理，这种体重秤就可以测出人体中脂肪的比例。但是，由于普通家用体重秤的技术限制，测出的绝对值不一定准确。不过，只要是同一台机器，前后数值变化的趋势还是比较可靠的。

现在市面上有不少这样的体重秤，价格都不贵，推荐你买一个。挑选时可以重点参考以下几点：一是做过医学实验对比，二是符合国家生产标准，三是大品牌。

如果你实在不想买体重秤，也没关系，我教你一个比较简单的判断方法：如果一个女生可以看到"马甲线"，她的体脂率大概在 20%，相当优秀了；像维密的模特们，又高又瘦，体脂率大概只有 14%～17%，要远低于我们普通的女生；如果一个人肚子上的肉很松弛，甚至能看到"游泳圈"，那她的体脂率就非常高了，大概得有 35%。

图 1-1 可以帮助你更直观地判断自己的体脂率。

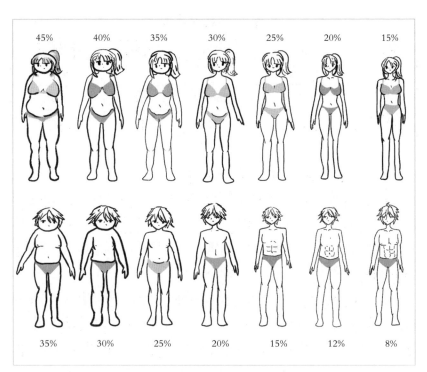

图 1-1　不同体脂率身材示意图

　　至于如何减重，如何降低体脂率，我会从第二章开始给你答案。

　　在这里，我要额外提醒你一点，体脂率太低也是不行的。我有一位朋友叫 Ashley，她是高知白领，对自己要求极为严苛，去年一年都把自己的体脂率控制在 15% 以下。结果到了年底，她让我陪她去看妇科，说停经两个月了。见面之后，我告诉她，你回去多吃点，把体脂率提高到 20%，就没问题了。

　　出现停经的问题，是因为 Ashley 的身体中脂肪储备过少了。你可能会想，脂肪不正是我们要减少的万恶之源吗？没错，体脂率过高，会导致很多问题，但体脂率也不能太低。我们的身体必须存储一定量的脂肪，才能保证脂类的正常功能。脂类构成了人体细胞的屏障，有助于细胞的内外沟通、免疫防御，同时还是人体激素最主要的来源。人体脂肪储备下降到一定程度，第一个表现就是激素水平下降、激素分泌紊乱，比如女性会月经减少，甚至闭经；男性会性功能下降，甚至不孕不育；从中长期来看，都会导致免疫力下降、早衰、肿瘤的发生概率增加等一系列严重问题。

体型

　　如果我们的 BMI 达标了，体脂率也合格了，是不是意味着减肥的目标就达到了呢？其实还没有，我们还有第三个目标，那就是体型。

　　还是正在减肥的小满，在我的建议下，她加上了运动训练。为了增加肌肉，降低体脂率，她的健身教练每天陪她做 1.5 小时的力量训练，上肢的，下肢的，各式各样。一个月下来，她在健身房一测，体脂率下降了 2%，赶紧冲回家去试那条牛仔裤，结果居然还是拉不上拉链。小满气呼呼地来找我，我们又做了一个 DXA，发现她的肌肉确实增加了，但肚子上的脂肪一点也没掉，也就是腰围没有改变。这样一来，穿上牛仔裤就依然是个梦。

　　所以，医学上衡量减肥效果还有第三个重要的指标——体型。体型的判断标准非常简单，就两个：腰围和腰臀比。腰围怎么量呢？双脚并拢，放松身体，挺直地站着，稍稍抬高你的下颌，在自然呼气时，测量肚脐上方 0.5～1 厘米处一圈的长度。腰臀比，就是腰围和臀围的比值。臀围怎么量呢？沿臀大肌最突起处，测量臀部一圈的长度（见图 1-2）。

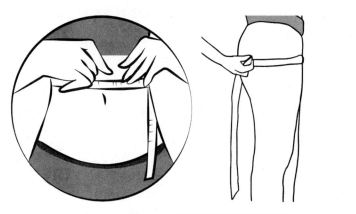

图 1-2　腰围和臀围测量示意图

　　老百姓对于体型的比喻有很多，如梨形身材、沙漏形身材，指的是腰细臀宽大腿粗；而矩形身材、苹果形身材、倒三角身材，指的是腰粗臀窄大腿细；将军肚、啤酒肚，则是说腹围特别大，甚至腰围比臀围还大。

　　近年来大量研究发现，梨形身材、沙漏形身材的女性，不仅自己更健康长寿，后代认知能力和智力水平也较高。有分析认为，孕妇腹部脂肪过多，会抑制欧米伽 -3 多元不饱和脂肪酸的摄入，从而影响胎儿的智力发育；而孕妇臀部和大腿等部位脂肪较多，则可以储存更多的这类脂肪酸，提供给胎儿的大脑。

　　一般来说，中国男性的腰围应该小于 85 厘米，腰臀比小于 0.9；女性腰围应该小于 80 厘米，腰臀比小于 0.8。

腰臀比对于审美来说有多么重要，我给你举个例子。美国著名的女演员玛丽莲·梦露，是无数人心目中的性感女神。其实梦露并不高，也不算太瘦，166 厘米的她体重大约是 53 千克。但是她的腰围只有 56 厘米，腰臀比是 0.62。

很多学者都做过同一种看似无聊的研究，他们发现，男性在择偶时，无论人群种族，对腰臀比的关注似乎都要超过对漂亮脸蛋的关注。这些研究试图找到一个最具魅力的腰臀比，最后确定在大约 0.7 左右。

为什么说是"看似"无聊呢？这是因为，这些研究并不只是从男性的主观审美角度，还从进化的角度进行了考察：优秀的腰臀比，与良好的女性身体发育和生育能力高度相关。在漫长的狩猎时代，母亲在怀孕的大约 10 个月里都很难获得充足的食物，如果没有足够的脂肪储存，就不能满足孩子正常的孕育和出生，而如果脂肪储存在腹部，又会给孩子带来健康上的一系列问题。所以，从进化筛选的角度，腰细臀大，也就是腰臀比小的女性，更容易获得男性的青睐。

当然，看完这些，如果你认为冯医生只是站在男性角度，跟你谈体型目标对减肥的重要性，你就错了。

人体脂肪分为皮下脂肪和内脏脂肪两种。皮下脂肪指的是储藏在皮肤下的脂肪，大多分布在四肢；内脏脂肪指的是储存在内脏附近的脂肪。

皮下脂肪是最重要的能量储存场所。如果皮下脂肪增多，体内的脂肪都被储存在这里，就会大大减少血脂的浓度。像梨形身材，脂肪主要集中在臀部和腿部的皮下，就更健康。

如果不能储存在皮下，脂肪就只好换个地方，比如堆积到内脏里、进入血液里，等等。脂肪堆积在内脏里形成的肥胖，叫作"腹型肥胖"，也就是腰围比臀围大，比如我们平时说的苹果形身材。这种体型危害很大，不仅会导致肝脏和胃肠功能受损，还会大大增加患糖尿病、冠心病、脑卒中的概率。

在医学上，健康的体型就意味着一定比例的皮下脂肪和很少的内脏脂肪。所以从健康的角度来看，体型目标更加重要。

减肥开始时，你可以给自己准备一把皮尺，量一下自己的腰围、臀围，计算一下腰臀比，然后和前面的体重指数、体脂率两个指标一起，填写在我给你准备的《秘籍》中。

总的来说，这三个指标对于减肥的分量几乎不相上下，都非常重要，如果一定要分出个轻重来，依照它们对健康的影响，我会把体型放在第一位，体脂率放在第二位，而体重指数放在第三位。因为在我看来，对体型和体脂率这两个指标的忽视，往往是减肥失败的重要原因。

只有体重指数、体脂率、体型三个维度的目标都达到了，才算真正的科学减肥。而且我敢向你保证，如果体型和体脂率这两个目标能达成，即使体重指数大一点，你也足够美丽动人。

· 划重点 ·

❶减肥千万不能只聚焦在减轻体重上。

❷体重指数、体脂率、体型，"三体"目标缺一不可。

❸对于减肥的重要性，体型＞体脂率＞体重指数。

◇ 1.2　科学减肥的第一性原理：能量守恒

"万宗归一"这种事，在深入研究一个科学领域之前，我以为只存在于我翻看的武侠小说里。但在这么多年的医学学习、研究后，我发现原来每一个看似庞杂的领域中，都暗藏着这么一个"一"，一生二，二生三，三生万物，变化无穷。所以刚刚进入减肥这个领域时，我便已经不自觉地在寻找足以支撑无数减肥"术"的"道"之所在了。

医学理论和八年的临床减肥实践进行碰撞之后，我深切地认识到：原来，能量守恒，就是科学减肥的第一性原理。所有科学的减肥方法，都是在这个理论上构建出来的。理解了这一点，你就和我一样，搞懂了科学减肥的底层逻辑。

减肥就是要打造能量缺口

能量守恒定律被发现于 19 世纪 40 年代，它是在 5 个国家、由从事不同职业的 10 余位科学家在不同领域各自独立发现的。它是说，能量既不会凭空产生，也不会凭空消失，孤立系统的能量是恒定不变的，而一个非孤立系统总能量的改变，只能等于传入和传出的能量的差值。

这个伟大的定律之所以由各个领域的科学家独立发现，正是因为它是自然界最基本的定律之一——这意味着，它不仅适用于物理世界，而且适用于生命科学。

按照能量守恒定律的说法，我们身体的能量改变，只能是身体摄入的能量和消耗的能量之间的差值。人变胖的本质，就是身体把多余的能量转化成了脂肪储存在身体内。

为了方便理解，你可以把人体想象成一个大水箱，水箱上面有三个进水的水龙头，下面有四个出水的水龙头。箱子里的水，就好比是人体内储存的能量。

具体来说，三个进水的水龙头，就是人体获得能量的渠道。进来的水，只能是来自食物的碳水化合物、蛋白质和脂肪，医学上统称为"宏量营养素"。这些食物一被吃进肚子，就会被识别为能量，除了有一定比例被消化之外，其他都被吸收，以各种形式存储在身体里——比如转化成身体中的脂肪、糖等。

而四个出水的水龙头，就是人体消耗能量的四个渠道。当我们需要消耗能量时，之前存储的能量，会通过代谢，转化成我们可以利用的能量，就好像石油燃烧变成发动机的动力——能量之间，只要总量守恒，形式可以互相转换。

想象一下，一个大水箱，一堆水龙头，上面有水流进来，下面有水排出去——通常状态下，流入水箱的水量和流出的水量大致相等，这样水箱的水位就会始终维持在一个恒定的范围，人的体重也就保持稳定。

如果进水量比排水量大，水箱里的水就会越来越多。换句话说，如果每天吃得多、消耗少，多余的能量就会不断累积在人体内，人当然就越来越胖。

所以，减肥就是我们身体的总能量太多了，好比水箱里的水需要降低水位。怎么降低呢？答案很简单：要么让进来的水变少，要么让出去的水变多，也就是在摄入和消耗之间打造一个能量缺口。慢慢地，水位就下去了，人也就瘦了。这就是减肥的底层逻辑，无论减肥方法如何推陈出新，终归离不开打造能量缺口这个问题。

乍一看，你可能觉得太简单了：入得少，出得多，冯医生这不就是变相地在说"少吃多动"吗？一开始，我的确是这么理解减肥的。后来发现不对，如果是这样，那我们开头提到的努力节食，或者努力运动，或者两者都做到的人，怎么减肥还能不成功呢？

所以，打造能量缺口虽然是底层逻辑，我们却不得不重新审视——我们以为的吃动之间的"能量缺口"，并不是真实的"能量缺口"。

理解"能量缺口"的两个维度

要想真正理解"能量缺口"这个概念，一要从全局维度来看，也就是看能量的所有入口和所有出口之间的差值，而不是只看一两个显性的方向。像吃，像动，这些显性方向我们看得见，摸得着，还有一些隐性方向，像基础代谢耗能，像脂肪的消化吸收比例，就需要我们先充分理解身体运作，然后才可以解决。

二要从时间维度来看，也就是看如何长时间保持这个能量缺口，如何在维持期过后不发生报复性的反向增长。很多人减肥时都会出现这种现象：刚开始看起来很不错，两个月以后就减不动了，再过一个月，体重居然开始反弹。我粗略统计过，来我们中心找我减肥的，在他们过去的减肥历史上，减重后又反弹的比例超过 82%，其中反弹后超过原有体重的占到 76%。美国一个综合了 31 项研究的结果也证实，有 2/3 努力节食减肥的人，在短期成功的一年后，增加的体重大于减去的体重，也就是越减越重。

这就需要我们不仅要知道今天怎么打造能量缺口，更要知道明天我们的身体会如何对待这个能量缺口，也就是身体自己如何调节与反馈。

这样，才能长久地解决减肥问题。

> **·划重点·**
>
> ❶能量不会凭空产生，也不能平白消失。
>
> ❷减肥就是要在能量摄入和能量消耗之间制造缺口。
>
> ❸能量缺口并不只是少吃多动。

◊ 1.3 如何打造能量缺口

方向一：加大出水量，增加能量消耗

在人体水箱模型里，出水的水龙头有四个。

第一个是基础代谢。即便你一动不动，身体为了维持自己的正常运转，也会消耗能量，这就是人体的基础代谢。 基础代谢是人体水箱模型中出水量最大的一个水龙头，它所消耗的能量，占到了你每天能量总消耗的 60%～70%，远远大于运动消耗。

在我们身边，总是有人吃得很多却比较瘦，而有的人"喝凉水也会胖"，原因就是基础代谢的问题。一个人基础代谢率越高，即使什么都不做，一定时间内消耗的能量也会越多。幸运的是，基础代谢率并不是一成不变的，只要得到有效的提高，它就会成为你减肥路上看不见的帮手。

基础代谢这么重要，我们该怎样计算自己的基础代谢率呢？

基础代谢这个变量，和太多的因素纠缠在一起，包括年龄、性别、身高、体温、基因、体重、肌肉含量、营养状况，以及一些疾病或者特殊生理状态，如发热、甲状腺疾病、肿瘤、怀孕、哺乳，等等。

在医学上，研究一个人的基础代谢率，有一套理想的测量方法，对各种条件的要求都很高，即便对医生来说，也是很麻烦的。在我们中心，通常只把这套方法用在减肥困难者、重症病人及甲状腺疾病患者身上。

对于普通人来说，我们可以用很多公式来简单地推算自己的基础代谢率，其中最常用的一种是基础能耗公式（Harris-Benedict 公式）：

女性：基础能耗（千卡）=655.1+9.56×体重（千克）+1.85×身高（厘米）−4.68×年龄

男性：基础能耗（千卡）=66.47+13.75×体重（千克）+5×身高（厘米）−6.76×年龄

比如我的好闺蜜小满，她目前身高 165 厘米，体重 70 千克，年龄 35 岁，根据这个公式计算出的数值是 1466，也就是说她每天的基础代谢是 1466 大卡[1]。

你可以代入自己的各项数值计算一下，并把得出的结果填在《秘籍》里，后面我们还会反复用到它。

但是，你会发现，这个公式只考虑了身高、体重、年龄和性别，而基因、肌肉含量、营养状况等其他因素并未囊括在其中。下面我们来一个个分析。

首先看基因，这个因素是减肥过程中唯一不公平的存在。虽然放眼当今科学，我们都还没搞清楚，基因和你的体重间到底存在什么关系，但目前已经识别出来的相关基因，只能解释 2%～4% 的肥胖变异程度，而科学的减肥方法完全可以抵消这部分基因的影响。所以，我们先把它放在一边。

其次，肌肉含量。每千克肌肉大约消耗 13 大卡的能量，体内肌肉含量越高，基础代谢越大。举个例子，如果我的好闺蜜小满和 Emma 都是 165 厘米高，70 千克重，但是体脂率相差 10%，也就是肌肉相差约 7 千克，那么她们每天的基础代谢就相差 91 大卡。

---

1. 本书中能量单位采用了日常惯用的"大卡"。1 大卡 =1 千卡 =1000 卡 =4.18 千焦。

所以，你可以根据自己的体脂率来对基础代谢值进行校准，如果体脂率偏高，就下调一点。

再次，是体温。我们都知道，人的体温正常情况下是恒定的。事实上，由于环境存在温差，我们需要消耗能量来保持体温的恒定。冷了，身体要产热来升温；热了，要通过排汗来降温。产热和排汗，都是要耗能的。在没有空调的年代，南方夏天热，冬天冷，而北方夏天凉爽，冬天有暖气和火炕取暖，因此造成了南方人和北方人存在明显的平均体重差异。不过到了今天，无论是南方还是北方，室内一年四季几乎都可以做到恒温，体温不需要调节，自然基础代谢就相对下降了。

那我们该怎么利用这一点来减肥呢？最好的方法就是低碳生活。夏天室温高一点，可以把空调调到29摄氏度，户外多走走，效果和你辛辛苦苦运动减肥一样。冬天暖气调低一点，室温控制在19摄氏度，把运动尽可能留在户外。因为身体要维持体温，冬季的户外运动会消耗更大，运动效果比夏天更明显，所以，想减肥，千万不要错过冬天。

最后，就剩下营养状况了。如果营养状况保持在最佳，你的基础代谢就可以最大化；如果感受到营养不良，你的身体就会启动自我保护机制，降低基础代谢，储存更多的能量。

事实上，无数科学家已经验证，肥胖正是一种营养不良的表现。由于不合理的生活方式导致了营养问题，从而使基础代谢下降，才会让脂肪在你的身上堆积。更糟糕的是，一旦开始减肥，你大多数时候考虑的就不是营养问题了，而是如何减少总能量，如何减少碳水化合物，如何减少脂肪，等等。这些调整往往只会给身体乱上加乱，而这正是很多人减肥失败最重要的原因。

当身体认为你的营养状况正在变得更差时，它就会进一步保护性地降低你的基础代谢，储存更多能量。这么一来，就算你吃得少，动得多，体重开始下降，但是好景不长，当你的毅力无法抗衡自身生理机制的反馈时，你的体重就会开始报复性回升，甚至反弹得更高。

不过，我们要注意，体重和基础代谢是正相关的，体重越大，基础代谢率就越高，也就是"体重越重越有利于减重"。如果有一段时间你的体重不变，但体脂率下降，那么，恭喜你，你的能量消耗会保持在较高的水平，在接下来的减肥过程中，你会比你的队友更出色。

总的来说，要提高基础代谢水平，你可以从上述几个方面着手，但对于个体而言，**基础代谢是有上限的，这个水龙头不能无限制地往大开。**

第二个出水的水龙头是睡眠。但要注意，睡眠对能量的消耗呈一条U形曲线。

科学家公认，人类在不睡觉的时候，相比睡觉而言，能量消耗确实会增加。也就是说，睡眠减少能量消耗。那减肥是不是就应该少睡觉呢？答案是相反的。

睡眠不足、睡眠质量下降，会让人的交感神经过度活跃，分泌饥饿激素，使食欲增加45%左右。这也就是为什么当你熬夜时，食物的诱惑会变得更加难以抵抗。

同时，睡眠不足还会抑制一系列激素的分泌，如瘦素、生长激素等。顾名思义，瘦素就是分解脂肪、让人变瘦的激素。生长激素不光孩子会分泌，成年人也会分泌，它除了能促进骨骼的新陈代谢，还能加速脂肪的分解。孩子的生长激素分泌特别旺盛，所以即便吃得多，他们也能代谢得更多，而成年人的生长激素分泌会越来越少，睡不好觉就更少，因此就容易胖起来。

不过，睡眠过多的话，比如超过8个小时，能量消耗也会减少。所以要想让睡眠这个水龙头对能量的消耗达到最大化，有一个明确的数值，那就是高质量地睡6~8个小时。这样一来，你什么都不用干，躺着就能最大限度地增加能量消耗，而且消耗的是实实在在的脂肪。

第三个出水的水龙头，是人体消化、吸收食物时对能量的消耗。

因为这个消耗和进食量有关，吃得越多，消耗越大。想要靠它减肥，就得吃更多东西，显然背离了减肥的目标。所以**很遗憾，这个水龙头也很难开得更大**。

不过，不同的食物，在消化、吸收时，对能量的消耗也有所不同。相对于脂肪和碳水化合物而言，吃蛋白质就是一种更耗能的选择。因此，多选择后者，对于减肥会有一定好处。这三者间的比例，我会在后文进一步细说。

出水的水龙头只剩下最后一个了，那就是运动和日常体力活动对能量的消耗。

前面几个水龙头对能量的消耗，基本都有明确的上限，只有最后这个水龙头是唯一我们可以自己掌控的，而且有着相当大的拓展空间。我会在第二章对这个部分展开叙述。

方向二：减小入水量，控制能量摄入

在人体水箱模型里，进水的水龙头只有三个，也就是人体所需的三种宏量营养物质：碳水化合物、脂肪和蛋白质。它们在身体里可以互相转化。除了变成身体的必要组成部分，转化成能量提供给前面讲的四个出水龙头，剩下的，都要转化成你身体里多余的脂肪，储存在身体里。

第一个进水的水龙头，是让人爱恨交加的碳水化合物。

我们吃的五谷杂粮、各种形式的糖，以及由它们做成的主食、零食，都属于碳水化合物。但你可能不知道的是，各种水果、蔬菜、坚果等，里面也有不少碳水化合物。

碳水化合物作为三个进水水龙头里最大的一个，让人既爱又恨。

说爱，是因为它是我们日常最主要的能量来源，也是我们大脑唯一的能量来源。每克碳水化合物都含有 4 大卡的能量。

碳水化合物构成了除水以外的整个生命世界的 90%，是我们能看到的绝大部分生命的基本组成成分。这说明，即便单从进化的角度来看，我们人类的基础功能来源，是且只能是碳水化合物。

在过去长达 170 多万年里，从人类这个物种诞生到今天，我们最主要的能量来源就是碳水化合物。我们进化出的消化、吸收、代谢等生理机制都是为它而生。人类可以无限制地获得蛋白质和脂肪，只是最近一两百年的事情。一两百年的变化，怎么能抗衡 170 多万年给身体留下的烙印呢？所以，我们无法抵制碳水化合物的诱惑，实在太正常不过了。

此外，好的碳水化合物还是减肥的利器。我们的日常饮食里有一类不能被人体吸收的碳水化合物，就是纤维素。它不仅不会转化成任何能量，还能减少人体对糖类和脂肪的吸收。

说恨，则是因为碳水化合物的吸收转化率高达约 70%。过剩的碳水化合物，非常容易转化成脂肪在人体内储存起来。有些人为了减肥完全不吃肉，几乎断掉了所有的脂肪，但效果却不明显，主要就是因为碳水化合物吃太多了。

而且更为可恨的是，现代社会存在很多碳水化合物的变身，形形色色的糖混迹于各种加工食品中，让你防不胜防。它们一方面会带来额外的能量，另一方面会导致胰岛素的敏感性下降。

在糖的利用上，胰岛素是身体中最重要的一种激素。如果胰岛素敏感性下降，我们的身体会不停地要求吃糖，但却利用不了，多余的糖就会变成脂肪，导致肥胖，还会引起糖尿病、代谢综合征等一系列问题。

所以，想要减肥，不吃碳水化合物不行，吃太多也不行。这个水龙头既不能开大，也不能拧小。

第二个进水的水龙头，是脂肪，它的特点是快进慢出。

作为人体第二大能量来源，每克脂肪携带 9 大卡的能量，是每克碳水化合物或蛋白质的 2 倍多，可以说就是能量炸弹。而且，脂肪的吸收转化率是最高的，可以达到 96%。所以不要有任何侥幸。所谓"油脂穿肠过"这种事情是不存在的。一旦吃进去，只要消耗不掉，基本都会储存起来。吸收容易就算了，脂肪的消耗还特别难。只有在体内的糖分被消耗完后，人体才会动用脂肪。

因此，有些减肥理念鼓吹脂肪可以放开吃，肯定是有问题的。根据能量守恒定律，不论是什么类型的脂肪，都是可吸收的，一旦过剩，就会堆积在身体里，导致你水箱的水位增加，所以没有放开脂肪这个水龙头的道理。

不过，脂肪并不是天生平等的，有些脂肪，我们需要尽量关小水龙头，有些脂肪在减肥的过程中则很重要，需要维持一定的比例。总体上，还是要严格限制脂肪总量的摄入。

第三个进水的水龙头，是蛋白质。

和碳水化合物一样，每克蛋白质也含有 4 大卡的能量。但是，蛋白质可太有用了。它是维持细胞组织生长和修复的最重要的物质，所以我们的身体一般不会把它作为能量储存，而是作为工具加以利用。我们长肌肉需要蛋白质；燃烧脂肪，也得有蛋白质参与。

所以在减肥期间，蛋白质这个水龙头不仅不能关掉，还要多补充。一般来说，一个成年人，每天每千克体重要补充 1～1.5 克的蛋白质。你可以计算一下自己需要的蛋白质分量，记在《秘籍》相应的位置上。

我们可以看到，三个进水的水龙头，来源都是食物。你的能量入口除了食物还是食物。而前面讲到的出水龙头，绝大部分我们都不能控制，或者可以控制的程度不大。所以，打造能量缺口这件事，70% 都取决于你的饮食。

三进、四出，一共七个水龙头，就是我们身体摄入和消耗的所有能量（见图 1-3）。根据能量守恒定律，你的增重或者减重，一定来自这两个数据的差值。为了达到减肥的目的，在出水这一侧，我们可以最大化自己的基础代谢，睡好觉，多运动，以增加能量消耗；在进水这一侧，我们可以选择好的碳水化合物，严格控制脂肪总量，适当补充蛋白质，以减少能量的摄入。

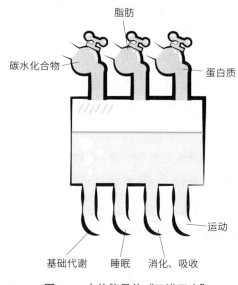

图 1-3　人体能量的"三进四出"

·划重点·

❶想减肥，千万不要错过冬天。

❷肥胖是营养不良的表现。

❸高质量地睡 6~8 个小时，躺着就能瘦。

❹相对于脂肪和糖分，吃蛋白质更耗能。

❺打造能量缺口这件事，70% 取决于你的饮食。

◇ 1.4 找寻你真正的减肥动力

打造能量缺口，需要从时间维度进行考量，也就是如何保证能量缺口长期存在，并且在达到目标停止减肥后，体重不会反向增长。

回答这个问题，本质上是在找寻你真正的减肥动力。你可能以为冯医生要开始跟你谈，如何坚定信念，如何用毅力坚持，如何追求健康，等等。但是显然，如果一件事情 99.5% 的人都会失败，它就肯定不是单靠毅力能决定的。

主观的你和客观的你

在了解完减肥的底层逻辑后，我们会发现，打造能量缺口的三进四出，有些是我们的主观意愿可以决定的，有些则完全不是。比如基础代谢，占身体 70% 的耗能，我们却几乎一点儿都做不了主。而你认为主观上可以控制的，比如三个入口，也不是像你想象的那样靠毅力少吃就行。

这是因为，我们的祖先生活在食物极其匮乏的年代，这让我们的基因形成了多吃、长胖、储存能量以备不时之需的特性。换言之，**人类身**

体的体重控制机制是为了增加体重而设计的。到了今天这样一个食物富足的年代，想要靠毅力少吃，你就要和自己的身体战斗终生，这事儿怎么想都觉得胜算极小。

但你可能从未想过，除了这个主观意识里想减肥、想变美的你，减肥真正的内在动力，还有一个客观存在的你——你的身体。只有你的身体真正舒坦，和你步调一致，减肥才有可能在时间维度上建立，并维持一辈子那么久。

如果你们俩拧巴着过日子，这就像住在一个身体里的两个人在斗气，会比夫妻矛盾更恐怖。过不了多久，要么你的身体打败了你的意志，暴饮暴食，报复性地弥补自己的损失；要么你的意志打败了你的身体，最终导致你的身体走在崩溃的边缘。

在我们剖析完这一点之后，这个看似无解的问题就不复杂了：只要能找到两个你各自的动力，把它们协调地安放在一起，这两个你，就可以在减肥的道路上风雨同舟了。

主观动力：短期有美丽，长期有健康

我们先来看，主观意识里的你为什么要减肥？

2013 年，世界卫生组织就把肥胖定义为疾病了。肥胖在形成后的每一分钟，都会破坏我们的心脑血管、肝脏、肾脏、胃肠道、免疫系统，最终可能会导致心梗、脑卒中、糖尿病、抑郁症、性功能障碍，甚至是肿瘤。减肥可以减少 71%～94% 的高血脂，42%～65% 的高血压，72%～95% 的胃食管反流，45%～68% 的 2 型糖尿病，47% 的抑郁症，46% 的偏头疼，45%～76% 的睡眠呼吸暂停，以及 41% 的骨性关节炎。所以，主观的你说："为了健康，我要减肥。"

但冯医生告诉你，不对，这些还远远不够。为了健康减肥，从医学角度来看，当然是没有问题的，但这实际上并不足以让减肥行动持续。

因为，健康没有止境，疾病也都有很多年的滞后性，为了一个不可验证的长期目标而行动，很难获得及时的反馈和充分的激励。

什么才是让你坚持的短期动机呢？

答案是美。这不是因为我们肤浅庸俗，而是因为美是一个可以不断给你反馈的指标，它会不断给你正向的激励，让你坚持下去。

很多时候，如果一个人特别胖，他的魅力就会下降，很难让他爱的人爱上他；他的社会竞争力通常也会下降，很难取得事业上的成功。

生活就是这样。真相总是残酷。

但事情积极的一面是，如果这个人瘦下去了，他的魅力就会相应地增加，社会竞争力也会得到提升。这就是减肥的奖励飞轮，让你在不断的奖励和成功中达到适当的体重，拥有美好的身材，并且一直保持这个状态。

短期有美丽，长期有健康，主观意识里，你的动力没有问题。

客观动力：短期够满足，长期够健康

我们再来看，客观身体里的你，动力究竟在哪儿？

你可能会想，身体本身哪有什么动力呢？身体的动力不都在大脑里，不都是主观意识的我给它的吗？

那么，就让我们从最近 50 年人类脑科学领域突飞猛进的成就说起。

20 世纪的精神分析学家弗洛伊德提出，我们的大脑里住着三个我——本我、自我和超我。其中本我就是人作为动物的本能属性，包括食欲、性欲等。本我遵循享乐原则，不受理性和逻辑的法则约束，是我们身体的原始动力。

到了 20 世纪下半叶，科学家真的在大脑中找到了本我对应的解剖位置。它位于我们大脑的最中央，通过脊髓连接身体最大的神经网络，收集身体的反馈，给身体发出最基本的指令，如心跳、呼吸、食欲和性欲等。医学上称之为爬行动物脑，我们姑且把它叫作本能大脑。即使处于深度睡眠状态，本能大脑依然不会停止运行，但它不涉及任何情感和理性思考。

在这个大脑之上，人类又进化出了掌管情绪、行动和记忆等功能的情绪大脑，还有负责逻辑思考、发出主观指令的理性大脑。

就吃饭这件事来说，三个大脑是这样运作的：本能大脑把身体最原始的饥饿感和饱胀感传递给情绪大脑，情绪大脑加工后再将信息传递给理性大脑，最后由理性大脑做出决定。

但是，我们的理性大脑时常很狂妄，认为自己可以同时主宰三个大脑，尤其是主宰本应由本能大脑掌管的食欲。

你可能觉得，这样很好啊，这样我们就能严格地控制食欲，朝着减肥成功的方向前行。

然而，长期的强行压制，无疑会招致本能大脑的报复，就像决堤后的洪水，裹挟着排山倒海的力量，一发而不可收拾。这时候，你的毅力也就不值一提了。想想每次减肥失败时的情形吧。所以，**我们必须把对食物的大部分决定权交还给本能大脑。**

你可能会说，这样一来，不就减肥无望了？

先别急着下定论，我们看一个研究。医学界的顶级期刊《新英格兰医学杂志》发表过一个研究：7 岁以内的孩子，对食物没有成年人这么多逻辑判断和控制欲望，如果拥有充分的选择和自由度，他们所做的决定 90% 以上都是对的；而同等选择下，成年人所做的正确决定却连 40% 都不到。

这说明，你的理性大脑没有你想象得那么理性。相反，由于对瘦、对美的迫切渴望，再加上时不时添油加醋的情绪大脑，你的食物选择很可能是错的。

而本能大脑也没有你想象得那么糟糕。它不会无止境地追求高能量、高糖、高脂肪。身体在百万年的进化中获得的本能调节机制，本质上的目标其实是让你的身体健康、平衡。忽视本能大脑，无异于放弃了你身边最好的健康顾问。

让你的本能大脑感到满足，是能够在当下坚持的最重要动力来源。它的满足，并不是所谓的幸福感满满，而只是简单地吃好吃饱。减肥还能吃好吃饱吗？能，我们可以做到，也必须做到。具体我会在第二章详细来讲。

所以，如果想让本能大脑在减肥时主动配合你的理性大脑，**它的内在动力从短期来看是满足，从长期来看则与主观的你相同，也是健康。**

现在，我们把主观的你和客观的你放在一起来看它们的动力。短期来看，一个要美丽，一个要满足；长期来看，要的都是健康。想要持久地打造能量缺口，就必须同时满足这三个要求。

无数的科学理论和科学研究都告诉我们，要做到这一点，只有一种方法，那就是生活方式干预。

目前，科学家可以明确，肥胖的第一大诱因是你的生活方式，也就是说，**肥胖其实是由你现在的生活方式所决定的。**如果没有下定决心改变这种生活方式，那么即便你通过各种方法、窍门减了肥，未来一旦回归原来的生活方式，你只会重新胖起来。

为什么通过生活方式干预，你可以既收获美丽，又满足自己的身体需求呢？我们将在下一章用整个章节告诉你，只有这样的减肥方法，才是奔着"用肌肉替代内脏脂肪，用营养均衡替代营养不良，让你不挨饿、不节食，还能打造能量缺口"的目标前进。

短则半年，长则两三年，你完全可以实现"三体"的目标，获得你想要的美丽。这份美丽是由内而外散发出的从容的美丽，不慌张，不急躁，因为你客观的身体也得到了最大程度的满足。

这样的生活方式干预最终也能收获健康吗？是的。世界卫生组织早在 1992 年便已提出，生活方式是影响人类寿命和健康最重要的基石，占到全部影响因素的 60% 以上。而接下来我要给你的这套生活方式，与让你长寿、健康的生活方式，在本质上完全一致。

在我们医学中心，所有减肥真正持久成功的人，无不认同减肥的本质其实就是换一种活法，这种活法不仅给他们带来了瘦、美和健康，也给他们的人生带来了全新的开始。

而我们绝大多数时候，其实都没有摆正减肥的"三观"。扪心自问，为了减肥，你想过要干预生活方式吗？没有，你觉得这样太难了。

要么是到了春天，眼看露出的肉越来越多，你就开始嚷嚷着减肥，找一些激进的方法临时抱佛脚；要么是长年喊减肥，让节食成了你的生活常态，结果是越想容易，却离真正瘦下去越来越远。

我喜欢《礼记·大学》里的这句话："意诚而后心正，心正而后身修，身修而后家齐，家齐而后国治，国治而后天下平。"意诚则天下可平，修身就是小 case（事情），意不诚心不正的话，虽有短效也不能持久。

当你诚心正意，摆正减肥的"三观"时，你才会发现，生活方式干预看上去最难，其实反而最简单。

◇ **·划重点·** ◇

❶短期有美丽，够满足，长期有健康，是你真正的减肥动力。

❷只有身体真正舒坦，减肥才有可能持续。

❸肥胖是由你现在的生活方式决定的。减肥的本质就是换一种活法。

第二章

科学减肥的最佳路径

CHAPTER
TWO

道冲，而用之或不盈。渊乎，似万物之宗。挫其锐，解其纷；
和其光，同其尘。

————

老子《道德经》

科学减肥的底层逻辑虽然简单，由此发散出的方法却不胜枚举。不过，最好的解决路径，就存在于老子所说的"和光同尘"之中。道家讲究无为而治，遇到问题不动一刀一枪，而是融入其中，化纷争于无形。对于减肥来说，生活方式干预便是一种这样的路径。

同样是减肥，方法千差万别——

健身教练会告诉你，运动很关键，然后朝着练出马甲线的方向给你安排训练；中医特色减肥则会说，针灸、拔罐、按摩经络就能让你瘦；而正在减肥的闺蜜可能会告诉你，她在朋友圈看到了几个食谱，尝试了几种代餐，效果不错；当然，网上也经常报道某某女明星为了管理身材，数十年如一日地辛苦节食……

看起来，只要能打造出我们上一章说的能量缺口，就条条大路通罗马，但真的是这样吗？最有效而且不反弹的减肥方法究竟是什么？

为了解决肥胖这个全球性难题，全世界每年投入数十亿美金，许许多多顶尖的医生和科学家都在研究有效的减肥方法，几十年下来，研究出什么来了呢？最有效的减肥方法，是生酮，是低脂，还是高蛋白？是拼命节食，是高强间歇运动，还是有氧持续运动？是有某种特殊物质让你不吸收能量？还是有某种特效减肥餐一吃就瘦？还是减肥药、减肥手术？

都不是。在所有减肥方法中，全球科学家公认的首选项是生活方式干预。听着平淡无奇，但它确实是当今所有减肥方法里最有效的，从长期角度看来，也是唯一持续有效的，反弹的可能性最小，也最安全，没有副作用，而且最省钱。这段介绍，放在市场经济的环境下，好得简直就像个骗局；但经过这么多医学家的无数研究验证，放在你的身体上，它就是事实。

生活方式干预作为减肥方法的首选，被写进了《中国超重／肥胖医学营养治疗指南（2021）》《中国成人超重和肥胖症预防控制指南》《中国成人血脂异常防治指南》《肥胖患者综合治疗临床实践指南》《成人超重和肥胖指南》《中国营养科学全书》《内科学》《营养与食品卫生学》《Krause 营养诊疗学》等国内外多种医学指南和教科书，并且近 10 年来，无论科学研究如何推陈出新，它的王牌地位从来都没有被撼动过。

你可能会问，既然生活方式干预这么牛，为什么减肥书和减肥教练都很少提呢？

我猜测了一下，原因可能有三点：第一，实在太基础，不吸引眼球，体现不出自己与众不同；第二，不太挣钱，你自己的生活方式，改变起来太困难；第三，生活方式干预看似简单，但涉及饮食、运动、睡眠、心理等，学科跨度极大，又要进行海量的文献研究，又要在方方面面都有实践经验。总之，这件事有点费力不讨好，干的人自然也就不多。

什么是生活方式干预

究竟什么是生活方式干预？减肥的生活方式干预又具体体现在什么地方呢？

生活方式干预，本质就是干预你的生活，也就是把对减肥最有效的方法，变成你日常的生活。

为什么不叫生活干预呢？生活方式的英文是 lifestyle，生活的风格，每个人的方方面面都有自己的 style（风格），生活也一样。当下的生活叫生活，如果用大数据把你一年、两年、十年的日子集合在一起，建一个常模，就叫生活方式。它是带有你自己 style 的生活习惯、生活特点，是匹配你的经济状况、社会属性和价值取向的生活。甚至可以毫不夸张地说，你的生活方式就是你生命最真实的写照，它就像一面诚实的镜子，告诉大家你把人生活成了什么样。

生活方式干预要影响的，就是这个内核。它不急于一朝一夕，却在乎点点滴滴。它不是硬性规定你一天的生活，比如早上怎么吃，下午怎么跑，晚上怎么睡，而是找到既符合科学减肥的要求，又符合你的身体特点、你的周遭环境，以及你所处的社会状态的 style，来重建你现在的生活方式。

刚开始，我也觉得，"江山易改，本性难移"，改变一个人的生活方式，不是很难的事吗？但根据多年的临床经验，我发现，在减肥这件事上，成功的生活方式干预，通常是以你的不拧巴为关键，以你的主观意识和你的客观身体高度契合为终局，最后呈现出的，往往是你生命里最轻松从容的样子。这时候，你做的就是你自己，自然也就是最简单的。

生活方式干预三要素

生活方式干预要聚焦的因素很多，包括吃、喝、住、行、睡、运动、心理、情绪、行为、怀孕、哺乳、嗜好、同伴、家庭、社区、工会、大气环境，等等。其中最简单有效的三个方向是：饮食、运动和心理因素（包括睡眠）。

这三者就好像一个金三角，饮食、运动和心理因素，分别是三角形的三条边，缺一不可。研究发现，其中任何一个没处理好，都可能影响减肥效果，甚至让所有的努力白费。

这是为什么呢？

让我们还是用水箱模型来解释。水箱里的水有进有出，但身体这个水箱总是努力在输入和输出之间维持动态平衡。如果从某一个单独的水龙头入手，强硬对待，比如拼命节食、疯狂运动，水位可能确实会很快降下来，但身体系统的平衡就会被打破。紧接着，身体就会出现各种报复性的变化，包括保护脂肪囤积、基础代谢降低、数十倍的饥饿感……最后，体重反弹，功亏一篑。

这就是说，我们要干预的不能是某一方面，而必须是水箱的整体进出，也就是从饮食、运动和心理因素等方面同步发力。而这些加在一起，恰恰就组成了我们的生活方式。所以，科学减肥的最佳路径只能是通过干预养成健康的生活方式。

有些正在减肥的优秀同学可能会问：不是还有生酮、代餐和轻断食吗？我和我身边的朋友们就是靠它们瘦下来的，不也挺有效吗？还有减肥药和减肥手术呢？

确实，除了生活方式干预这条阳关大道之外，还有些岔路可以选，像上面列出来的，有一些可能是捷径，有一些则是弯路，甚至死胡同，后面我们会具体讲到。

但是，即使是捷径，最终也都要配合生活方式干预，才能在不损伤身体的前提下，长期起效；同样，大量的科学研究已经证实，如果不调整生活方式，即便是吃了减肥药、做了减肥手术，最终也还是会胖回来。

接下来，我将把这三个方向上怎么吃，怎么动，怎么安抚好心理，以及如何形成更有效的一体化方案，这些最高级别证据的结论和最实战的经验给到你。更重要的是，在接下来的减肥路上，我将用我全部的经验，陪伴你战胜沿途的困难，带你一起学会如何把减肥融入你的生活，形成属于你的简单的生活方式干预方案。

· 划重点 ·

❶生活方式干预是最有效的科学减肥方法，没有之一。

❷饮食、运动和心理因素是生活方式干预的三个方向。

◊ 2.2　生活方式干预并不难

虽然生活方式干预是最有效的科学减肥方法，但你此刻一定皱紧了眉头。健康生活，在你心目中是什么？一日三餐，少油少盐，按时定量，规律运动，没有压力，早睡早起……勾勒完这些，你一定叹了口气："冯医生，为了减肥，你这是让我做回原始人吗？而且就算都做到，减到我的裤子能穿上，不得花个三五年，性价比太低了。更重要的是，这个不能吃，那个不能喝，一点自由都没有，幸福指数要大幅下降啊。"

其实啊，在今天大多数人的心目中，健康生活这件事都被妖魔化了。有很多科普小文的作者，自己都没有研究清楚，就给出了一堆严苛的标准，似乎只有你做不到，才是最健康的。

在这里，冯医生要告诉你，你上面勾勒的那些，大部分都是误解。

误解一：起效慢，性价比低

小满跟我说，她痛下决心，从下个月起，中午一律吃沙拉，早饭也省了。"这不挺符合你说的能量缺口理论吗？一个月下来，最多两个月，以前的裤子一准就能穿上了。你说的那个什么生活方式，想想就太慢了，我还没养成呢，夏天都过去了。"

不得不承认，健康生活方式的养成不是一朝一夕的事。于是，很多人就节食、疯狂运动，想来个速效的。殊不知，对于减肥来说，生活方式干预才是性价比最高的。

这是因为，医学上，已经从病理生理、分子生物学等多个角度证明，肥胖是由诸多原因共同导致的，吃、动、压力、睡眠等方面的问题互相混杂，成为肥胖的源头。如果只关注其中某个因素，注定事倍功半。研究发现，如果一个人无法应对工作压力，他可能要花费旁人四五倍的运动时间和运动强度，才能达到同样的减肥效果；两组减肥的人采取同样的饮食方案，比起不运动的那组，运动的那组坚持的时间明显更长。

而生活方式干预，天然就包含饮食、运动和心理因素三个方面。如果说其他方法是单一维度使劲儿，生活方式干预就是多管齐下、同时发力，起效的时间自然就缩短了。

而且，全球多个大型减肥研究一致发现，生活方式干预的减肥效果可以稳定地维持在每周减重 0.5～1 千克。听上去似乎慢了点，但这其实才是最健康的减肥速度，超过这个速度，反弹的概率就会很大。在减肥这件事上，慢就是快。

误解二：条条框框多，做不到

小满一听，起效快，而且性价比高，当即表示决定开始生活方式干预。但一听我说要管她的饮食、运动，还要管她的睡眠，她马上就不乐意了。

"这也太难了。你说让我天天吃草、天天运动我就忍了，可这应酬、工作压力、聚餐、熬夜，我一样也少不了啊？道理我都懂，但我做不到，有什么用啊？"

这是我们最大的误解。生活方式干预其实并不像你想得那么苛刻。

生活方式干预有很大的自主性，并不是要把人逼成一部连自己都不认识的机器。真正健康的生活方式，必须是属于你自己的，是你能长期坚持甚至非常习惯的。它不仅不影响你的日常生活，还会为你的生活赋能，让你更好地扮演自己的社会角色。所以，只要符合基本的原则，你可以根据自己的工作和习惯，对生活方式自由选择。

我不会要求你"天天吃草"。在保证能量缺口的前提下，这顿饭你是想肉多一点，还是芝士多一点，甚至是今天要应酬一下，偶尔想吃一次垃圾食品，没问题，对减肥结果影响不大。

我更不会要求你天天运动。在一定的原则下，每天是坚持快走，还是游泳；是今天运动一个小时、明天不运动，还是每天运动 30 分钟，都是你的自由。

即便是睡眠这件事，健康的睡眠也只对节律和时长有要求。只要睡得规律，睡眠质量正常，每天睡 6~8 个小时，就可以了。具体什么时间睡，什么时间起，你自己安排。想早睡早起，可以；如果你是个夜猫子，晚上总熬夜，那把夜熬规律了，只要晚上不额外多吃，早晨起床精力充沛，也没问题。

误解三：习惯了不健康的生活方式，改不掉

胖，一定是因为我们已经养成了一些不健康的生活方式，而且我们也享受其中，比如各种加工食品、奶茶，不自觉地就会想买、想吃，吃的时候好像也很满足。

这种不健康的生活方式，从某种意义上讲并不是你的错。大量的研

究发现，反复接触一种食物的味道，会让人更喜欢它、吃得更多。医学上管这种现象叫"食物偏好"。我们都喜欢家乡的味道、妈妈做的饭菜，其实就是这个原理。

正是这种食物偏好，导致了一种恶性循环——一百多万年的进化使我们喜欢高油高糖的食物；商家为了赚钱而迎合人们的口味，开始生产此类加工食品；而长期接触这些不健康的食品，又会让人更喜欢这种味道；而这又刺激商家生产得更多……如此不断循环，把越来越多的人卷进了肥胖的泥潭。

但也正因如此，它们其实并不是你身体真正需要的。

我的建议是，你不用努力去克制这种欲望，只需要更多地尝试健康的食物。在天然食材的一次次洗礼下，你的味觉神经和肠道菌群都会发生改变。要不了多久，再吃到不健康的食物时，你的身体就会不适应、不舒服，让你下意识地选择健康食品。

所以，别担心，你的客观身体并不喜欢不健康的生活方式。让它多感受一点正常吧。从今天开始，上班路上早点下车，快走一段；超市挑选食物时，如果不能避免加工食品，那就再给自己买点天然食材；晚上固定时间睡觉……一次、两次、三次，行为医学家通过大量的研究证明，平均66天，也就是两个月左右，这些行为就会固化成你的习惯。

更重要的是，它们顺应自然，匹配你的客观身体需求。当养成这样的生活方式时，你会找到最舒适自在、从容淡定的人生状态。

· 划重点 ·

❶生活方式干预起效快，性价比高。

❷生活方式干预并不苛刻。·

❸生活方式不健康，不是你的错。

◊ 2.3　生活方式干预之饮食管理

　　由于人体能量的所有来源都是饮食，饮食管理成为生活方式干预"金三角"中最关键的一条边。不少临床研究发现，在减肥人群中，饮食加运动组、单独饮食控制组、单独运动组这三种进行对比，饮食加运动组的减肥效果最好，其次是单独饮食控制组，单独运动而不控制饮食，几乎没有什么减肥效果。这从科学的角度证实了饮食对于减肥的重要性。

　　正因如此，减肥界在饮食上下的功夫最大，各种饮食方案层出不穷：今年说"低脂肪"，明年就说"吃肥见瘦"；今年说"低碳低升糖"，明年就说"生酮高蛋白"；今年说"轻断食"，明年就说"辟谷更好"，让人眼花缭乱。估计等你成了半个减肥专家，自己的饭究竟怎么选择，还是个难题。

　　面对这么多的饮食方案，不要说普通人，就算是专业的营养师也很难选。我们在第一章就说过了，选择意味着要判断是非。远离是非很简单，让我们回到底层逻辑，再从这里根据自己的情况发散。否则，随便选一个，要么错了，要么与你的饮食习惯不符，最后还是要翻车。

　　这个底层逻辑，当然就是"打造能量缺口"。

以打造能量缺口为目标

在讲如何打造能量缺口之前，我们先解决两个小问题。

第一，什么样的人需要打造能量缺口？

无论体重指数、体型、体脂率这"三体"目标的哪一个不达标，我们都需要进行饮食管理，没有例外。但是，只有体重指数不达标的人，才需要打造能量缺口；如果体重指数达标，体型或体脂率需要改善，那么你可以跳过这一部分，直接去看"减肥餐如何吃得满足又健康"这一节。

第二，为什么要讲"打造能量缺口"，而不是直接讲该摄入多少能量？

在一些减肥书或者减肥文章里，你很可能会看到一个粗暴的规定：所有减肥者，女生每天只能摄入能量 1200～1500 大卡，男生只能摄入 1500～1800 大卡。这样的规定是有用的，但缺点也非常明显。

一方面，最大的问题就是，计算自己一天吃了多少能量，是一件非常困难的事情，连临床营养师都会挠头。同样一道红烧肉，这家餐厅和那家外卖做出来，能量就不一样；今天心情好，炒菜多放了一勺糖；在超市买的鸡肉，稍微肥了一些……都会导致计算结果"失之毫厘，谬以千里"。

另一方面，这个方法太一刀切，不够人性化。如果本来不太胖，你可能压根没必要吃这么少；如果特别胖，突然一下子吃这么少，又会太饿，你根本坚持不下去。

上一章我们已经分析过，人体水箱上出水的水龙头都很难拧得很大，包括运动，而进水的水龙头则是可以控制的。因此，只要在饮食上形成能量缺口，即便你每天的能量消耗和原来一样，由于每天摄入的能量小于消耗的，进来的水少于出去的，你的体重也会慢慢下降。

所以，最近 10 年，医学界权威的减肥指南都在逐渐抛弃固定摄入能量的做法，而采取打造能量缺口这种更简单、更有效、更健康的方法。

究竟多大的能量缺口能减肥呢？医学上的结论是 500～750 大卡，低于或高于这个范围都不行。

能量缺口超过 750 大卡，可能会导致一系列的营养缺乏。而且由于吃得太少，我们的身体还会启动自我保护，主动降低消耗。一旦停止减肥，体重可能会出现报复性反弹。能量缺口不足 500 大卡呢？由于我们对能量摄入、消耗的计算都比较粗略，稍有误差，缺口可能就没了，也就没法减肥了。

所以，能量缺口在 500～750 大卡是最合适的。换句话说，我们假定你原来的体重是稳定的，那么你每天吃进去的能量和你消耗的就是相等的。这时，只要将你每天吃进去的能量减少 500～750 大卡，理论上来说你就能成功减肥。

还有一个辅助原则可以帮你控制这个缺口的范围：你的 BMI 越小，就可以让能量缺口越接近 500 大卡；BMI 越大，或者最近体重有所上升，能量缺口就得越接近 750 大卡。当然，你如果严重超重，BMI 已经超过 35，就需要在专业的医学指导下进行更大能量缺口的设定了。

怎样做到每天少吃 500 大卡

实现能量缺口，最简单的方法就是比现在每天少吃 500～750 大卡能量的食物。这么吃，6 个月后你大概率会顺利瘦下来。

好，现在问题来了：我又不是营养专家，怎么知道每天少吃的那些食物能量就是 500 大卡呢？

成为专家，可能需要一万步；但要解决这个问题，你和专家的距离只有三步。

步骤一：看标签或者查表格

全世界几乎所有国家都规定，所有的成品食物，也就是包装食品，必须要有食品标签，而且格式完全一样。现在你可以随便拿出一种包装食品看看。这个标签并不复杂，它一般分为两部分，上半部分是配料清单，下半部分是营养成分表。配料清单按比例多少依次排列，最主要的成分在最前面，越排得靠后加得越少。学会看这个，你会发现一些名不副实的食品，比如什么鸡蛋黄油饼干，成分表里鸡蛋排在第十一位，黄油更是根本没有。

不过，这跟我们后面提到的食物挑选有关，跟能量缺口并没有本质关系。我们要关注的，是标签的下半部分，营养成分表。可以看看下面这个例子。表格自第二行往下，依次是能量、蛋白质、脂肪、碳水化合物以及钠，每一项后面的数字就是它们各自的含量（见表 2-1）。

表 2-1　营养成分表

项目	每 100 克	营养素参考值 %
能量	377 千焦	4%
蛋白质	8.0 克	13%
脂肪	6.0 克	10%
碳水化合物	1.0 克	1%
钠	500 毫克	25%

需要注意的是，这个含量对应的并不是一整包食物。一般来说，它指的是每 100 克该食物中这些营养成分的含量。这样标注有两个好处：

第一，方便计算吃掉的总能量。比如，一包食物 500 克，每 100 克含能量 2000 千焦，现在你吃了一半，250 克，那你吃掉的总能量就是 2000 乘以 2.5，5000 千焦。1 千焦大约是 1/4 大卡，所以你大概吃掉了

1250 大卡的能量。

第二，方便对不同的食物进行比较。都是 100 克，一看营养成分表，就知道哪种食物能量更高，也就知道该怎么选了。

包装食品看标签，没有包装的食品，比如各种新鲜蔬菜、水果、肉、蛋，能量该怎么计算呢？

我在得到 App 为你准备了一张常见食品能量表，你可以扫描本页下方的二维码来查查看。

步骤二：饮食记录

医学上有个概念，叫作"营养日记"，就是给自己一天内吃的所有食物做个记录。

从早上第一口吃的，到晚上睡觉前吃的所有食物，都记下来。包括零食、酒水、饮料，有能量的，都要记下来。

这个步骤，在开始减肥前重复三次就行。一次选在工作日，一次选在周末，还有一次选在出差、聚会、倒夜班这样的特殊日子。就按照你平时的饮食习惯来，别少吃，也别多吃，吃完全部记录下来。

步骤三：制订每日餐单

接下来，翻开这几天的记录，从每一天里面减掉 500～750 大卡能量的食物。

具体操作上，可以先减夜宵，再减含糖饮料，然后再减零食，如果加起来还不够 500～750 大卡这个能量缺口，那就要去减正餐。

这时候，剩下的食物就是你的每日餐单。把它们看清楚、记下来，以后这么吃就行了。这样一来，这张餐单就代表了你偏好的饮食习惯，坚持起来会更

吃饭怕吃错
先来查能量

容易。

当然，这个餐单也是可以调整的。你可以根据自己的喜好，用等量的蔬菜换蔬菜、水果换水果、肉类换肉类、主食换主食、包装食品换包装食品，总之，同类等量交换就行。这个咱们后面会详细讲到。

减了食物，不知道自己减得对不对，怎么办呢？

检查方法也很容易——按照 500～750 大卡的能量缺口来吃，你的体重应该会每周稳定下降 0.5～1 千克。

如果没有瘦这么多，那就说明减的能量不够。

不过，在减肥开始一段时间后，随着体重下降，你身体的消耗会越来越少，再吃跟之前一样的食物，能量缺口就不存在了，也就是进入了减肥的平台期。这时候，你可以重复步骤二和步骤三，再调整一次看看。

不挨饿、不节食成为共识

如果我们的话题在减少 500 大卡这里戛然而止，相信至少有一半的人会从明天开始就加入节食的队伍，进而陷入饥饿的状态。每天减掉 500 大卡，一定可以减肥。但 500 大卡的能量，接近我们一顿饭的总量，要是减掉一顿饭，大概率你就得靠毅力节食挨饿。那么，根据科学的判断，你的减肥就维持不了太久。

为什么呢？我先来带你看一种极端的情况，叫"极低能量饮食法"。

这种饮食法对你只有一个要求，就是每天摄入的能量小于 800 大卡。只要这样去做，就能快速瘦下来，30 天瘦 10 千克不是梦。

虽然短期效果好，但这种饮食法的缺点也很明显，就是饿。一天 800 大卡是什么概念？也就是一根油条加二两肉。真要这么吃一个月，一般人还真坚持不下来。

从内心来说，我们当然希望减肥越快越好。最好一夜暴瘦，第二天就能穿上心仪的衣服。所以，有些人可能会说：30 天 10 千克，值得。饿一个月总比饿半年强吧？

如果真的可以用一个月换半年，我也想推荐给你。但所有实验的结果几乎一边倒地证明，这个方法不行。生活里没有特别的幸运，只有对等的付出与结果。极低能量饮食法虽然短期内效果惊人，却经不起时间的检验。因为它不光会让你饿，还会导致各种营养素的缺乏。医学家随访发现，使用极低能量饮食法的减肥者，在两年以后不仅效果荡然无存，甚至大多数都出现了反弹的情况。

所以，目前的减肥医学指南，都是不推荐极低能量饮食法的，你也别尝试了。不光极低能量不行，只要是挨饿都不行。

某天，我的好闺蜜小满约我，说要肆无忌惮地大吃一顿。一边吃，她一边绘声绘色地跟我描述她坚持了一个月的节食感受。她本来信心满满，觉得这一次的葡萄柚减肥法和以前绝不一样，她可以用强大的意志力说服自己的身体。但每次饭后的不满足和饭前的饥饿，让各种美食的诱惑比平常增加了数十倍，她不得不花更大的毅力去克制自己。

半个月下来，她感觉自己和美食已经活成了天敌，一吃自己喜欢的东西就会心生愧疚。背负着这股扭曲的力量，她终于撑到了意志的天花板。一个月后，她对美食的渴望已经成了一股漫天卷地的巨浪，随时会淹没她的主观意志。于是，就到了她约我的这天。

从忍饥挨饿开始，以大吃大喝结束，这已经成为节食减肥过程中最普遍的现象。

其实，90%～95% 的节食减肥计划都会失败。当你一次次地在失败后责怪自己时，医学家已经开始怀疑这个计划本身，因为除了失败，还有更糟糕的事情正在发生。

一项为期 5 年的研究发现，节食的青少年发胖的概率，是不节食者的两倍。而且，两组人群的基础体重是完全相当的，只是随着自然发展，节食的青少年变得更容易发胖。

另一项研究更加清晰，对芬兰两千多对 16～25 岁的双胞胎的研究显示，节食本身会增加肥胖的概率，加快发胖的速度。哪怕是仅仅尝试过一次节食的双胞胎一员，发胖概率也是不节食那个的 2～3 倍。

真相居然是，同等状态下，越节食就越容易发胖。

在研究了从基因到生理、从心理到行为、从大脑到肠道菌群等种种因素之后，医学家发现了**节食减肥失败的三个至关重要的原因**。

第一，基础代谢水平全面降低。基础代谢耗能占据你总耗能的 70%，和你的营养状态密切相关。如果在节食时减掉了超过 500 大卡的食物，或者减掉了不合适的 500 大卡食物，又或者 BMI 明明在正常范围，却想通过节食来改变体型和体脂率，你的身体就会出现能量不足、饥饿、某些营养物质缺乏等情况，以为自己进入了营养不良状态，从而启动自我保护机制，放慢新陈代谢速度，减少基础代谢耗能。

那么一个人的基础代谢会低到什么程度呢？第二次世界大战时期一项针对 32 个健康人的著名研究发现，如果每日饮食的平均摄入从 3492 大卡减少到 1570 大卡，新陈代谢会降低 40%。

第二，食欲是来自人类基因深处的进化，抵制食欲无异于和自己的身体发动一场长久的对抗。基因无法轻易改变，如果你总是忽视自己对食欲的渴求，对抗的结局注定是失败。上述极低能量的研究中，研究对象恢复自由饮食后，平均每天要吃掉 8000～10000 大卡的食物。

第三，节食后的身体，就像遭遇过饥荒的人类，一旦再度遇上食物，尤其是脂肪，会启动脂肪细胞独有的记忆功能，加强吸收转化脂肪的能力，让吃进去的脂肪尽可能都储存在身体里。这时候反弹回去的体重，脂肪要远远多于肌肉。

如果打造能量缺口是以挨饿为代价，那么这条路注定从一开始就已经错了。但是，**怎么才能既有能量缺口，又不走挨饿的老路呢？** 我从我的临床案例中，总结出了下面这几条实战经验。

第一条，别太饿了才开始吃饭。

饿是人类的本能反应，很容易被感受到。如果你对它关注得不够，要么是你太忘我，要么是你在努力克制。感受到饥饿只是第一步，接下来要给予它足够的重视，以免产生情绪饥饿，这一点我们在本章和下一章都将进行讨论。

给予重视的方法，一是饿了就赶紧找一点含碳水化合物的食物吃，如果富含纤维素就更好，比如全麦小饼干、牛奶冲燕麦、酸奶配水果。很多研究表明，训练自己找到最初那个饥饿感的点，有利于体重和血糖的控制。二是提前预判，比如一定要吃早餐，这样中午就不会饿过头；比如预估自己会超过四小时不能进食，就应该提前吃点东西。

第二条，专注吃饭才能感受到饱足。

吃饱了就停止进食，是人类的本能，是我们在婴儿时期就知道的事，但活着活着，我们居然忘了。忘了的原因有自己的，也有别人强加给我们的，但要想识别到刚刚好的饱腹感，就需要把它们找出来。

这些原因包括家庭或学校对你根深蒂固的教育——只要打开一样食物，或者盘子里还有，就必须吃完；包括在外应酬，把酒言欢，一顿饭要吃三小时；包括情绪化的进食；包括节食以后的报复性进食。

去除这些原因的影响，需要一定的时间，具体可以分两步：

第一步，把注意力从别人对你的看法上转移到食物本身，转移到食物好不好吃、我喜不喜欢这些更重要的感受上。这时候，饱腹感这个身体的本能就更容易被你感知到。比如，吃不完我们可以下次吃，可以打包，可以分享给朋友、家人；应酬没办法避免没关系，我们至少可以在咀嚼食物的时候，把注意力留在食物上，留在你的身体上。

第二步，不管在什么场景下进餐，是自己一个人，还是和家人、朋友或陌生人一起，都在中间暂停一下。这个暂停是让你感受一下自己的身体：这顿饭如何？我还饿吗？我有点满足了吗？有没有过饱？是不是非要一口不剩才行？等等。总之，你要暂时回归到自己的身体，然后再继续。多这样暂停几次之后，你就很容易识别"最后一口"的满足感了。

我给你一张从饥饿到饱腹的视觉量化图（见图 2-1），你可以对照一下。希望你在三成饱左右开始进食，不要饿到三成饱以下，同样，你也需要在七成饱左右停止进食。

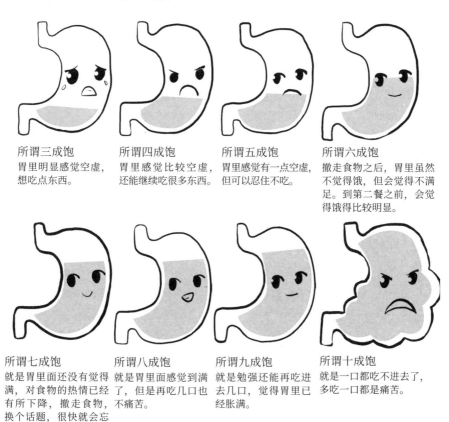

所谓三成饱
胃里明显感觉空虚，想吃点东西。

所谓四成饱
胃里感觉比较空虚，还能继续吃很多东西。

所谓五成饱
胃里感觉有一点空虚，但可以忍住不吃。

所谓六成饱
撤走食物之后，胃里虽然不觉得饿，但会觉得不满足。到第二餐之前，会觉得饿得比较明显。

所谓七成饱
就是胃里面还没有觉得满，对食物的热情已经有所下降，撤走食物，换个话题，很快就会忘记吃东西的事情。

所谓八成饱
就是胃里面感觉到满了，但是再吃几口也不痛苦。

所谓九成饱
就是勉强还能再吃进去几口，觉得胃里已经胀满。

所谓十成饱
就是一口都吃不进去了，多吃一口都是痛苦。

图 2-1　从饥饿到饱腹的视觉量化图

第三条，每周称一次体重，而不是每天。

在多次节食减肥后，节食很有可能成为你的一种惯性，而不被你发现。这个时候，你可以看看你称体重的频率和反应。

小满就是这样的典型。她从上个月开始，每天都会称一下体重，然后经常给我打电话，反思她今天什么吃多了，什么不该吃，明天一定不能如何如何，然后让我帮她判断对不对，哪儿错了。我跟她说，哪儿都没错，称错了，把每天一称改为每周一称，你就舒服了。

在我的临床实践中，凡是纠结于自己每天体重增加还是下降的人，往往会误判自己当天的饮食。因为你每天的体重变化，既包括水分、肌肉、脂肪的改变，还受到你当天的压力、睡眠和环境温度等影响。如果你把所有这些都归因于你的饮食，自然误判率极高。医学上把这种情况叫作"对体重的过分解读"。有这种情况的人群，往往已经开始苛待自己，经常会采取节食的手段。所以，不纠结于自己每天的体重，是更简单的做法。

第四条，食物的选择，并非取决于能量，而是取决于你。

我只是让你减掉 500 大卡的食物，没有让你关注你吃的所有食物的能量。如果你买什么都要先看能量再做决定，吃什么之前都要先百度一下能量，不是好奇一两天，而是天天如此，那就不是健康的生活方式了。

选择食物的最高标准永远是健康，而不是能量。健康的准则，接下来我会跟你讲。但是，按照准则挑选食物，最多也只需要两三周，剩下的日子，就把这些准则都忘了吧。

选择食物是人类身体的本能，你的身体会比你的主观意识更懂自己需要什么。一旦身体进入良性循环，你完全可以信任它，把选择的大权交还给它。这样，指挥身体的本能大脑就有了真正的满足感，它和你的理性大脑之间就形成了默契，而这种默契才是我们减肥得以持续的真正内在动力。

减肥餐如何吃得满足又健康

减肥餐要想吃得既满足又健康，需要为这两者找到一个交集。

怎么找？交给别人？各家减肥机构可以说是八仙过海，各显神通。有直接配送营养餐的，有要求不吃碳水化合物的，也有"每天晚上 500 克绿叶菜"这样的极简食谱……

但这些方法大多都是暂时的，而生活却是持久和多彩的。形成不了自己稳定的饮食方式，减下去的肥可能就会再长回来。

这样看来，这件事肯定要交给自己。只有学会自己搭配，你才能真正拥有自己的饮食方案，才能形成稳定的生活方式。

但是咱们中国人每天的饮食选择太多了，吃米还是吃面？吃米吃什么米，粥还是米线？吃面吃什么面，是莜面鱼鱼拌西红柿鸡蛋酱，还是葱油面配蔬菜？吃火锅还是吃烤肉？甚至同样一条鱼，清蒸还是红烧？差别都太大了。它们都健康吗？减肥时可以吃吗？听上去实在太复杂了。

其实，方法很简单，就两个字——挑食。是的，冯老师告诉你要挑食。因为挑食的过程，就是选择和搭配的过程。学会了挑食，就学会了食物的科学搭配。

怎么挑食呢？很简单，只有一条硬核标准。标准之上，都是你的自由，喜欢怎么吃就怎么吃。

这唯一的硬核标准，就是所有的食物越天然越好。

你可能会觉得，这也太简单了，做到这条，就能吃得饱吃得好？冯医生是不是太草率了？这么多年的减肥研究、经验，就总结出这两个字？

没错，确实如此。而且，为了给你写下这两个字，我三次推翻了自己的稿子。

如果倒退回八年前，我会从三大能量物质——碳水化合物、脂肪、蛋白质讲起，如何分配占比，如何分类，如何挑选，至少要给你十几条规则。

但是，在陪着我的病人一起实践的过程中，我渐渐领悟到，这样的做法，是在把我的病人带进正确的"伪科学"。什么是正确的"伪科学"呢？就是听着都对，用起来却几乎不能用，它在吃的问题上尤为突出。

三大能量物质的分类法，还原到食物中就不管用了。因为无论我们怎么小心，我们吃的任何一种食物，都包含几十种成分。一餐饭下来，天知道你吃了多少碳水化合物、多少蛋白质、多少脂肪，最后又剩下多少转化成能量，留存在身体里。

如果倒退回五年前，我会给你讲饮食方案，也是今天营养学领域最经典的研究，比如地中海饮食方案、低脂饮食方案、高蛋白饮食方案、生酮或者低碳水饮食方案，等等。

听起来已经很牛了，也确实好用一些。但是，我要告诉你，想通过改变饮食方案来减肥，相当于要改变你的饮食习惯，"江山易改，本性难移"，一时半会儿你能坚持，但久而久之，多半还是会走上过去的老路。

更为重要的是，不管哪种饮食方案，在减肥这个目标面前，并没有一个可以遥遥领先的冠军，那我们为什么还要委屈自己呢？

在做过大量的回顾之后，我发现，所有的成功都指向了食物本身，包括食材、食物的加工和食物的结构。

而这三件事的精髓，今天的我，总结出来就是这两个字：天然。

这条硬核标准非常好用，它不仅适用于你准备烹饪的食材，而且适用于你吃的不同菜式——烧烤、火锅、日本料理、兰州拉面、湘鲁粤菜，以及你入口的一切——正餐、饮品、小食、夜宵。

我们一一来看。

一是食材，越天然越好。

这里的"天然"，是指食物越完整越好。很简单，蔬菜、水果能不削皮就别削皮，能不榨汁就别榨汁；谷物，也就是各种杂粮、小麦、大米等，能粗就别精细，最好是全谷物。

选择全谷物食物，是我最推荐的具体执行方法之一。什么是全谷物？就是没有经过精细化加工，或者虽然经过碾磨、粉碎或压片等处理，但仍然保留了完整谷粒的天然营养成分的谷物。比如糙米就是全谷物，吃糙米饭就要比吃大米饭好，因为大米经过了精细加工，只保留了稻谷的胚乳部分，虽然口感更好，但大量的纤维素、维生素和微量元素都被去除了，而糙米只是将稻谷的外壳去除，更接近天然，不仅有营养，而且升糖指数（GI）要低得多，特别抗饿。

这里有一个新的概念，升糖指数，它反映的是某种食物与葡萄糖相比使血糖升高的速度和能力。一种食物的升糖指数越低，吃了之后体内血糖的上升速度也就越慢，但这并不意味着这种食物能量低，它很可能会缓慢地释放能量，让血糖长时间维持在一个稳定的水平。

血糖跟减肥有什么关系？如果血糖上升速度过快，人体会大量分泌胰岛素，使血糖迅速降低，从而使身体处于饥饿状态，传递给大脑的信号就是进食。相反，如果血糖缓慢上升，并且长时间维持在一个稳定的水平，我们的身体就不会觉得饥饿。

所以，减肥时挑选食物，除了看能量，还要关心 GI，越天然的食物 GI 越低。

我在得到 App 为你准备了一张常见食物的 GI 表格。你可以先从主食下手，将精制的主食，以及直接添加糖的食物，逐渐全部换成全谷物，而不需要对总量做出改变。可以考虑的选择有糙米饭、黑米饭、杂粮糊、全麦面、藜麦、荞麦面等，它们会让你的身体满足又舒服。

吃饱又吃好
扫码查 GI

二是食物的加工，越天然越好。

烹饪的时候，越懒越好，因为越简单的烹饪手法对食物的破坏越小。凉拌、蒸、煮、涮、炖、煲都不错，配上酱油、小米辣或者芥末，再淋上一点油，香油、橄榄油或者花椒油都行。就这么简单，不仅可以少添加油脂、糖和盐，还可以保留更多的天然营养成分。非要来点烟火气的话，我推荐用空气炸锅，无油无明火，健康营养，最重要的还是简单。

至于加工好的成品食物，我的建议是减肥期间尽量绕着走。

有一天，小满请我去她家吃饭。她说，听了我的建议，现在减肥也要好好吃饭了，而且尽量在家吃。

我到了之后，她开始上菜，一个凉拌菜，一锅乱炖，一边上一边说："按你说的来，我都没敢炖我爱吃的羊蝎子、牛尾，来了点清淡的。"我往炖锅里一看，虾丸、鱼丸、牛肉丸、蟹棒，还有绿叶菜和蘑菇，是挺清淡的。

但我还是忍不住跟小满说了实话："咱还不如放点羊蝎子、牛尾，又好吃，也更有利于减肥。超市里这些丸子，50%以上都是淀粉，整个一顿碳水大餐，没有油脂，也没什么蛋白质，吃得不一定满足，还没营养，很快就饿了。"

小满说："可我都是照你说的，先看了食品标签才选择的呀，能量不算高。"这恰恰是我想提醒她的，这些成品食物，就算能量不高也要远离，因为里面添加了大量工业生产的蛋白质、脂肪和碳水化合物，这种加工后的添加剂，非常容易变成氧化脂肪、过氧化物等。一旦这种添加剂沉积在身体里，将成为难以消灭的内脏脂肪和血管中的脂肪，不仅会让腰围变粗，也会导致一系列健康问题。

而像零食、饮料等深加工食品，不管是超市里的薯片、饼干，还是蛋糕房的甜品、奶茶店的奶茶，几乎都是减肥的大坑。

你可能会想，我吃点没什么能量的健康零食，比如话梅、酸奶，总行了吧？

我来给你分析一下。新鲜的梅子确实没多少能量，但腌制成话梅，至少要添加 1/3 的糖，吃 100 克的话梅就等于吃了约 30 克糖。一杯风味酸奶里，也有大约 1/8 的糖（见图 2-2）。

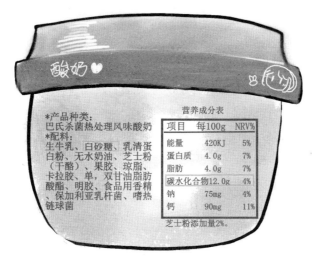

图 2-2　酸奶的食品标签

那怎么办？是所有的加工食品都不能吃吗？也不是，现代社会，想要完全摆脱加工食品不容易，实在要吃的话，我还是这条原则：越天然越好。

怎么判断呢？看食品标签。标签里成分这一项，除了主食材之外，其他成分越少越好。比如袋装坚果，配料表里只有坚果的就很好，如果后面还有好长的一大串什么糖、奶油、盐等，就不能选。再比如杏干，就只有杏；酸奶，就只有生牛乳和各种发酵菌。零食实在戒不掉，没关系。其实我也很喜欢吃零食。想知道如何把零食吃得健康又满足，可以翻到第三章第二节。

你可能还会说，加工少的食材的确健康，但不好吃啊，天天吃太寡淡了吧？其实，加工食品口感好，并不是它真的好吃，而是我们的味蕾被一层层复杂浓郁的口味遮盖，无法感受到纯正的美味了，我们的肠道菌群也被高盐、高糖喂得产生了依赖性。但是，只要你能坚持吃天然食材，你真正的味觉和菌群都会慢慢恢复。

我们来看小满。她把冰箱里所有的加工食品清理一空，坚持吃了一个月的新鲜肉、蛋、奶、蔬菜和水果。一个月后，我们俩约下午茶，小满就只给自己点了杯红茶。她说，现在看见蛋糕没什么吃的欲望。她还告诉我，有一天，她翻出了之前藏在办公桌抽屉里的小零食，打开尝了一口，觉得味道有点奇怪，难以下咽。偶尔多吃了一些这种深加工食品，她甚至会胃肠道不舒服。

只要坚持吃一段时间的天然食材，你也一样，不仅能体会到它们的美味，还会无法忍受深度加工、添加剂多的食物。

三是食物的结构，要接近天然。这一条最容易被忽略掉。

百万年以来，人类都是生活在大自然中的杂食性动物，无论是住在北极的因纽特人，还是住在热带雨林中的亚诺玛米人，赖以生存的都是这个星球上的植物性食物和动物性食物。因此，我们的身体也习惯了碳水化合物、脂肪和蛋白质均衡摄取。

这条看起来似乎无比原始的底线，在今天已经被篡改得面目全非。原因有两个，一是近 100 年来人类的科学进步，使生产力得到了极大的提升，食物加工和供给得到了极大丰富，让人类可以自由地选择食物。我们不仅可以无限制地享用糖类、脂肪，甚至可以创造愉悦口腹、保存期延长的一系列化学合成物。

二是营养学领域的细分研究，使我们对单一营养有了超过以往的理解，于是开始想入非非，觉得自己可以突破自然，做出更好的选择，如极低脂肪、极低碳水化合物，等等。某种单一营养被打入地狱或奉上神坛的结果是，我们身体的平衡被打破，而肥胖就是营养失衡最常见的表征之一。

减肥不是以暴制暴，减肥的前提是纠正失衡。从这个角度来说，无论决定采用什么饮食方案减肥，我们的餐食中都应该有丰富的营养素，碳水化合物、脂肪、蛋白质，缺一不可。

碳水化合物是人体最经济、最主要的能量来源。前面我们在讲能量入口时就提到了，170 余万年来，我们的身体习惯了以碳水化合物为主要的能量来源，我们平日的体力活动、运动、血糖水平的维持等，都要靠碳水化合物来供能。人体摄入的碳水化合物比例有一个最佳范围——40%～70%。那些鼓吹"断碳戒糖"的减肥方案为什么不行，我将在后面仔细剖析。

脂肪虽然产能效率最高，但同时还有很多其他重要功能，比如促进脂溶性维生素的吸收、维持体温、保护脏器、增加饱腹感等。特别是一些不饱和脂肪酸的摄入，对于脂类代谢、免疫，以及包括性激素在内的许多激素功能，都起到了不可替代的作用。所以同样，脂肪也有一个红线比例——15%～40%。

蛋白质是生命的物质基础。身体的生长发育，尤其是减肥期间肌肉的生长，都要依赖于蛋白质的不断积累。只有摄入足够的蛋白质，才能维持组织的更新。一般建议，每天每千克体重摄入蛋白质 1～1.5 克，占摄入总能量的 15%～30%。至于怎么吃出这个比例，我会在后面告诉你。

虽然三者缺一不可，但在减肥期间，我们还是应该适当增加蛋白质的摄入。针对这个问题，我教你一个高蛋白肉类的选择窍门——能选水里游的就不选天上飞的，能选天上飞的就不选地上跑的，能选地上跑的就不选跑也跑不动的。

下面是我评出的"十大高蛋白肉类排行榜"，你可以参考选择——鱼肉、虾肉、鸽子肉、鸡胸肉、鸭胸肉、兔肉、驴肉、牛瘦肉、羊瘦肉、猪后腿肉 / 大排肉。

除了肉类，还有一个高蛋白的好选择——豆类。这是中国人减肥的优势，因为我们有各种各样的豆类和豆制品。只要不是油炸或加工食品，减肥期间，我建议你每天都吃，比如不去渣的豆浆、豆粥、毛豆、豌豆、炖豆腐、炒豆干，怎么吃都行。

在减肥期间怎么选择食物这个问题上，学术界和你一样，也是翻过了好多座山，蹚过了无数条河，才看到了它最本真的样子——天然。选择天然，是因为我们身体的代谢系统正是为天然的食物设计的。食物越天然，我们的代谢就越趋于平衡，我们的本能大脑就越满足，才能让你持续地打造能量缺口。

天然的背后，更隐藏着人和自然数百万年来的和谐统一。把你的饮食归于天然，是我们对"天人合一"最简单的践行，最深刻的敬畏。

虽然我在前面已经说过，饮食结构天然就好。但在你的心里，减肥时，碳水化合物、脂肪、蛋白质，真的是平等吗？因为担心你会区别对待脂肪，所以才有了这一小节额外的内容。

脂肪是所有生命的基础营养素，在自然界中分为含饱和脂肪酸的脂肪和含不饱和脂肪酸的脂肪。饱和脂肪酸存在于动物体内时是液态的，但是在体外或者室温条件下，就可能会凝固，比如黄油或猪油。而大部分的植物油，如大豆油、葵花籽油、橄榄油、亚麻籽油等，因为富含不饱和脂肪酸，在室温下则仍然呈现液态。

陆地上大部分地区四季分明，有着寒冷的冬天，大自然就把容易固化、产能效率更高的饱和脂肪酸留给了陆地上的动物，帮它们防寒保暖，也为它们提供漫长冬日里的能量。相反，由于植物和水生动物不需要产生能量来抵御寒冷，大自然就没有让它们进化出太多的饱和脂肪酸。

不过两者都拥有一定的不饱和脂肪酸，因为它承担着身体的各种功能。

一个提供能量，一个承担身体功能。看到这里，有一些营养学基础的你，可能以为我要把饱和脂肪酸划归为坏脂肪，而把不饱和脂肪酸划归为好脂肪。恰恰相反，如果你曾经接受过这样的观点，我想我们有必要在这里重新认识"脂肪"。

越来越多的营养学证据表明，单纯的饱和脂肪酸摄入，与心血管疾病和糖尿病的发生并不相关。相反，饱和脂肪酸与不饱和脂肪酸搭配好比例的话，两者同时摄入，可以减少所有这些慢性疾病的发生。良好的脑功能同样依赖于饱和脂肪酸，因为它有助于大脑神经细胞的再生和更新。一项关于阿尔茨海默病的研究发现，稳定的饱和脂肪酸摄入，可能降低 36% 的患病风险。

存在于天然食物中的饱和脂肪酸，对健康并不存在过分的危害，不过，如果摄入过多的话，消耗不掉的那部分就会在体内储存下来，人也就越来越胖。而不饱和脂肪酸则不适合用来囤积储备，一般只能用于身体成分的更新替换。所以，在减肥期间，我们吃进去的脂肪里不饱和脂肪酸占比越高，减肥效果越好。

去哪里找不饱和脂肪酸呢？当然就是各种植物和海洋动物身上了。

植物方面，除了椰子和棕榈，几乎所有能榨油的植物榨出的油都富含不饱和脂肪酸。但是，由于不饱和脂肪酸遇热不稳定，非常容易被氧化，有两点需要引起你的关注：

一是生产的过程。在购买植物油和添加植物油的食品时，看见"精炼"两个字，一定要谨慎。精炼植物油的过程涉及高温或化学品，又必须经过除臭处理，不仅不饱和脂肪酸没了，还会残留一大堆化学物。最好的油脂都是物理压榨，只有这样才最接近天然，才可以帮助你减肥。

二是烹饪的过程。中式烹饪惯用煎、炸、炒，高温会对植物油的成分造成破坏。所以，炒菜的话，油温不要太高，别等油冒烟了才把菜下锅，凉拌是最好的。如果特别想吃一次爆炒、油煎，可以使用少量黄油、猪油。别担心，黄油中只有 60% 的饱和脂肪酸，其余都是不饱和脂肪酸。

最要不得的烹饪方式是拿不稳定的植物油煎炸精制碳水化合物（也

就是前面说的高 GI 食物），比如麻团、糍粑、油条等，常吃这样做出来的食物，会明显增加患糖尿病、心脏病的风险。

除了植物油，鱼类方面，首选深海冷水鱼，如三文鱼、沙丁鱼、鳕鱼等。当然，如果这些鱼不好买到，淡水鱼、虾也可以。建议每星期至少吃两次，减肥期间可以天天吃，替代一部分自己原来吃的肉。

坚果也是不饱和脂肪酸的重要来源，比如开心果、核桃、碧根果、松子、腰果、扁桃仁，等等。用你自己的手掌量，每天吃一把刚好。

但坚果富含油脂，能量很高，吃得过量也会增重。小满从我这儿知道了吃不饱和脂肪酸能减肥，回家就吃了一个月坚果，每天 250 克。再见到我的时候，她重了 2.2 千克，整体胖了一圈。

不过有意思的是，她的腰围居然没怎么变。你想，如果她控制好坚果的量，结果会怎么样？从这个反面教材，我们可以看出，如果总脂肪量不变，减少饱和脂肪酸的摄入，增加不饱和脂肪酸的摄入，不仅可以吃得很满足，而且因为脂肪的饱腹感很好，还可以减少内脏脂肪，明显调节腹围、改善腰臀比。

除了不饱和脂肪酸，天然食物中的饱和脂肪酸也可以吃一些，坚决不能吃的是——人造的反式脂肪酸。

一旦吃进去的是反式脂肪酸，会产生三个让你难以承受的恶性结果：第一，反式脂肪酸进入身体后，特别容易黏附在血管上，这会导致心脑血管疾病发生的概率增加 50%；第二，反式脂肪酸会形成内脏脂肪，增加腹部肥胖；第三，因为反式脂肪酸是人造的，我们的身体没有为它准备代谢的全套方案，无论怎么运动和少吃，它依然会长时间堆积在你的体内。

2018 年，世界卫生组织正式提出，全球食品行业需要在未来 5 年内消灭反式脂肪酸的添加。但截至目前，为了追求口感，延长保质期，反式脂肪酸还是经常出现在蛋糕、面包、饼干、冰淇淋、油炸食物等加工食品里。

怎么才能避开反式脂肪酸呢？还是老办法——看食品标签。食品标签的脂肪那一栏，会标注反式脂肪酸的含量。如果不是零，就别吃了。如果是零，也不意味着里面一点反式脂肪酸都不含——每 100 克产品中反式脂肪酸含量≤ 0.3 克的话，国家规定可以标注为 0。

我建议你，在减肥期间对食物的要求可以更严格一点。即便反式脂肪酸的含量标注为 0，只要配料清单里出现了表 2-2 中的某个名字，这种食物你就最好绕着走。

表 2-2　常见含反式脂肪酸配料

氢化植物油	植物奶油	代可可脂	人造酥油
人造奶油	起酥油	植脂末	植物黄油
植物性酥油	人造黄油	氢化棕榈油	氢化菜油

一日三餐如何搭配

在一日三餐这个问题上，有无数学者做过许许多多的研究，力图证明把三餐拆分成更多或者合并，或者哪一顿能量多一些或者少一点，是最好的，但结果证实，这些结论要么是互相矛盾的，要么对减肥并没有影响。

比如一天吃三顿、五顿，还是一顿这个问题，有的学者支持少吃多餐，说这样血糖不会一次升得过高，但又可以长时间维持在一个较高的水平，使胰岛素缓慢释放，我们的饥饿感就会大大下降；但有的学者则认为，胰岛素只升高一次，即使量比较大，也不会导致太大问题，只有持续的刺激才会使身体出现能量饥渴，同时加速脂肪的合成，所以，三餐之外，零食吃得越少越好，最好是断食。

两种说法看起来都有道理，但是在实验研究的层面，却都没有得到证实。当前的科学结论是，无论一天是吃三顿、六顿还是九顿，早餐、中餐、晚餐的能量怎么配比，吃饭的速度是快还是慢，都对减肥没有影响。只要有能量缺口，你全都可以自由安排。

不过，关于三餐，有两点结论是明确的，都极其简单，让你可以事半功倍。

第一，早饭一定要吃。科学发现，同等条件下，吃早饭的人体重更容易下降，而且，减肥期间加入一定能量的早饭，会更好地降低全天总能量。不要把两块饼干、一根能量棒，或者一个鸡蛋当成你的早饭，符合标准的早饭要更接近你的午饭，是一顿有均衡营养的正餐。

第二，睡前 3 个小时内不要进食。所有睡前 3 个小时内的进食，都会增加一天的能量蓄积。身体需要 2～3 个小时来消化吸收食物，只要你醒着，即便不动，食物的能量也会通过基础代谢消耗掉。但如果吃得太晚，吃完就睡，能量就会囤积下来。所以，哪怕是一天摄入同样的能量，晚吃也比早吃囤积得多。日本的相扑选手正是通过饱餐之后立即睡觉，囤积了远超常人的脂肪。

但是就算晚饭吃得早，累了一天，刷手机、看电视的同时，免不了想吃点零食。对这一点深有同感的我，有一个小妙招可以给到你：比如你 24 点睡，那就定一个 21 点的闹钟，听到闹钟就去刷牙。刷牙之后，一想到如果要吃东西，还要再去刷一遍牙，你的食欲就会大大降低。通过这个方法，我的一位患者在 3 个月内瘦了 6.5 千克，真的其他什么都没变，就是刷了个牙。

减肥路上的你，一定听说过低脂饮食、生酮饮食、低碳水饮食等流行的饮食方案。它们有可能是你上一个曾经尝试的，也有可能是你下一个即将开启的。

这些特殊的饮食方案到底靠不靠谱呢？是不是减肥的捷径呢？

其实，这些方案虽然貌似千变万化，但都是围绕着碳水化合物、脂肪和蛋白质三者的比例设计的。它们各有优点，也各有缺陷。

我们一一来看。

低脂饮食

在通过饮食摄入的所有营养素中，医学家最先想控制的就是脂肪。近现代医学发现，一系列疾病都和血管中脂类的沉积有关，再加上农业工业化后，人类的脂肪供给多了数十倍，脂肪更是被钉在了肥胖的恶魔榜单上。

针对这些问题，"低脂饮食"方案出现了。它要求将脂肪提供的能量降到总能量摄入的 30% 以下。当然，能量缺口还是硬道理，只是在打造缺口时，减掉的要尽量是脂肪。

只有 30% 的能量来自脂肪是什么感觉呢？大概就是我们平常说的吃素。对于一个身高 165 厘米、体重 60 千克的人来说，一天顶多就是一个鸡蛋、一杯牛奶和不到一两的肥肉，不能再有其他荤腥了。

而且，就算是吃素，低脂饮食也不让吃饱。饭菜少许，荤腥难见。天天这么吃，这么痛苦，效果怎么样呢？6 个月平均减重 4～5 千克，还比不上低碳水饮食。而如果能坚持一年，恭喜你，平均减重 8 千克，和低碳水饮食持平。只是所有参与者都表示，太难坚持了，特别饿。

这个苦行僧一般的方案，曾经在很长一段时间里霸占医学饮食榜单。医学家们坚信，不管需不需要减肥，低脂饮食都可以降低心脑血管疾病、糖尿病等一系列疾病发生的概率。

但是最近 20 年，营养学界不仅摘下了钉在脂肪身上的十字架，而且似乎还有把脂肪搬上减肥甚至健康神坛的趋势。这是因为，新的研究发现，当摄入的脂肪不足时，人体会将碳水化合物当成能量供应的最大来源，导致胰岛素水平升高，使血液中的大部分碳水化合物都变成脂肪储存起来，尤其是变成腹部脂肪，对健康相当不利。同时，过高的胰岛素水平也会带来血糖的下降，让你产生饥饿感，并增加脂肪的合成。

更重要的是，大量医学研究表明，如果摄入的是天然脂肪且不超过总能量的 40%，并不会导致心脑血管疾病和糖尿病等的加重；此外，不饱和脂肪还有利于减肥和预防疾病。所以，近年来，世界卫生组织和美国营养学会，都把"降低"和"严格限制"天然脂肪等要求从其指南中去除了。

生酮饮食

生酮饮食可以帮我们在 3 个月内快速减重 10% 左右。这是近几年最热门的一种饮食方案，也被称为"断糖饮食"。

断糖饮食这个名字其实有点夸张，因为我们日常吃的主食、蔬菜、水果，甚至肉、蛋、奶当中，都有碳水化合物。只要吃这些，就做不到断糖。所以，这种饮食方案在医学上有一个更客观的名字——"极低碳水饮食"。

也就是说，在每天摄入的营养素里，碳水化合物的比例要非常非常低，低到多少呢？低到 10% ~ 15%，甚至低于 10%。这意味着主食一点都不能碰，甚至连青菜、水果几乎都不能吃。看看生酮饮食的菜单你就知道了：一日三餐大鱼大肉，搭配椰子油、黄油、坚果、鸡蛋、全脂奶酪、全脂奶油等。10% 以下是碳水化合物，蛋白质大约占 20%，其余超过 70% 都是脂肪。

在这种状态下，身体极度缺糖，只好动员脂肪供给能量。但是，身体又不能直接利用脂肪，就需要把脂肪转化一下，先分解成各种酮体，再让这些酮体为我们供能。所以，这种饮食也叫"生酮饮食"。

　　理论上，生酮饮食是很理想的。你想，脂肪好比是储备粮库，不到万不得已，身体绝不会动用它。要不怎么减肥这么难呢？而生酮饮食恰恰是直接动用脂肪，就好比直接从储备粮库里取粮食，简单直接。而且，顿顿大鱼大肉，能量释放得慢，所以也不会觉得饿。

　　实际效果怎么样呢？生酮饮食的头两周，体重下降特别快。虽然之后会稍有反弹，但如果能坚持 3 个月，你的体重平均会下降 5～6 千克。

　　听起来不错吧？但是，别着急去试。因为这时候，你可能已经坚持不下去了。由于酮体的产生，你会口臭；没有蔬菜、水果的纤维素，你会便秘；因为只能利用酮体，你大脑的反应速度都可能降低；还有，长期不吃碳水化合物，你会对主食充满渴望，就像吸毒的戒断反应一样。

　　更为不幸的是，受了这么大的罪，3 个月以后，这个成绩很快就会被其他饮食方案追平。也就是说，如果 3 个月后你还在坚持生酮饮食，减肥效果和其他饮食方案几乎不会有太大区别，却要承受比其他饮食方案更多的副作用。

　　尤其对于有心脑血管疾病及其风险因素的人群而言，我更不会推荐生酮饮食。肝脏代谢脂肪的负荷过重的话，血脂也会出现代谢异常，从而引起血液中胆固醇的升高。就算减了肥，也得不偿失。

低碳水饮食

　　听到这里，有些尝试过生酮饮食的同学可能会质疑：我听到的生酮饮食可以吃大量的蔬菜、一部分含糖少的水果，还能吃一点主食。这是怎么回事呢？

　　我可以很负责任地告诉你：这已经不是生酮饮食了。在医学上，这叫"低碳水饮食"。按照这种饮食方案，在保持能量缺口的前提下，饮食中碳水化合物的含量可以比生酮饮食高一些，占 15%～40%，蛋白质占 20%～30%，脂肪占 30%～65%。

低碳水饮食的效果怎么样呢？

最初 6 个月，它确实比其他很多饮食方案都更有效，大约能减掉体重的 10%，平均可达到 8 千克。而且，它既有生酮饮食脂肪摄入多、饥饿感轻的优点，又由于碳水化合物的比例增加，没有生酮饮食那么大的副作用。

快速、有效、相对安全、不饿，看起来，低碳水饮食似乎要战胜其他饮食方案了。但是，时间给出了最终的答案——一旦把时间拉长到 1～2 年，这些神奇的效果都会消失。而且，和生酮饮食一样，低碳水饮食也可能升高人体内胆固醇的水平，增加冠心病的发病概率。

因此，对于名噪一时的低碳水饮食方案，医学界给出了一致的建议——对于 6 个月内的短期减肥而言，低碳水饮食确实是一种不错的选择。当然，安全起见，要定期测量血脂水平。而且注意，如果胆固醇已经升高，或者有心脏病的风险，你就不要选它了。

生酮饮食和低碳水饮食，其实就是目前风靡全球的高脂肪饮食减肥术。碳水化合物的比例下降了，脂肪的比例自然就上升了。

既然高碳水不好，高脂肪也没有多优秀，那高蛋白饮食方案怎么样呢？

在医学界，我们几乎不研究这类饮食，原因有两点：第一，如果你吃的是天然食物，只要达到了高蛋白，脂肪的比例必然是高的，想让天然食物的成分以蛋白质为主，而脂肪和碳水化合物都低，是一件无法实现的事情；第二，如果是靠补充蛋白粉来实现高蛋白，很快就会导致肾脏和胃肠功能受损。

前面的几个方案，长期看效果都不够好，如果从医生的角度建议一种相对快速的饮食方案，我真心推荐给你的会是轻断食。

轻断食 ≠ 断食

断食，顾名思义就是不吃东西。这事儿算不得医学的新发现，而是来源于古老宗教的一种仪式。基督教的四旬期，伊斯兰教的斋戒，道家的辟谷，佛教的闭关，都要断食。而且在所有宗教里，断食都和精神层面的重塑有关。

《庄子·逍遥游》中"不食五谷，吸风饮露"的姑射神人，成为道家效仿的对象；马王堆出土的帛书《却谷食气》，真实反映了古代王公贵族流行的断食养生之道；比较近的，是李叔同，也就是后来的弘一法师，有一个关于他如何遁入空门的真实记载——《断食日志》。

那么，轻断食和断食是一回事吗？是每天少吃一顿饭、两顿饭？还是连着好多天不吃饭？

注意，轻断食不等于断食。理解错了，实践错了，不仅没效果，可能还会伤害身体。

医学上的轻断食，是一种饮食治疗方式，它不仅对断食的频率、断食的时间有要求，还对断食当天的能量摄入有严格的规定。只有严格按照这套规定来，才算真正的轻断食。

轻断食的好处与机制

我总结了数十篇顶级医学期刊文章的最新研究成果，把轻断食的好处分成了三类——辅助减肥、治疗疾病和延年益寿。在我的医学经验中，轻断食是改善体质不可或缺的强效开关，有点像电脑死机了，就用它来重启一下。

首先，轻断食自然是能减肥。在大部分研究中，轻断食的减肥效果都不错，3 个月 6 千克左右。虽然这个数字只是和其他饮食方案持平，但随访发现，采用轻断食方案的减肥者，坚持度要高于采用其他饮食方案的，一年后反弹的比例也要更低。

其次，除了减肥之外，轻断食还可以治疗疾病。研究发现，轻断食既可以控制血糖，又能降低血压，还能减少哮喘、关节炎的急性发作。而且，除了身体层面的变化，轻断食居然还能提高记忆力，改善认知功能，对预防和治疗阿尔茨海默病、帕金森病都有一定的作用。

最后，关于延长寿命，目前虽然还没有人体实验的证据，但已经获得了动物实验的确证。

有人可能会觉得：你这卖的是狗皮膏药吧？包治百病啊？分析一下我们身体在采用轻断食方案之后的代谢反应，你就会相信这些效果。

在断食 8～12 小时后，饥饿会启动第一波代谢改变。这时候，身体里的糖已经消耗殆尽。没有糖作为第一手能源，身体只能分解脂肪，把分解出的酮体作为能源物质；紧接着，这些酮体会启动神经内分泌传导信号，告诉我们的细胞核："身体没有能量了，快想办法！"细胞核接收到信号后，会启动一系列的自我保护效应，包括降低蛋白质合成、提高胰岛素敏感性、增加坏细胞的自我清除，等等。

听着有点抽象，我给你解释一下，其实就是说——

人体细胞感受到饥饿的威胁后，就会激发节约能源、保护自己的求生欲望。这种自我保护效应，又会激发心脏、肝脏、大脑、胃肠道等所有器官的潜力，使其提高性能，准备好应对压力。

除此之外，在轻断食期间，为了适应环境改变的压力，我们身体的每一个细胞都会进行系统性修复；而在轻断食结束、进入恢复期之后，正常的进食、良好的睡眠，又会把身体带入一个细胞生长、功能性组织重建的全新状态。这样往返交替，最终达到修复和新生的效果。

这正如庄子所说，"水击三千里，抟扶摇而上者九万里"。鹏鸟先激起海浪的力量，方能翱翔于九天之上。微小的细胞，也能给我们一样的启示。

如果不面临饥饿，我们的细胞都在做什么呢？"饱暖思淫欲"，对，它们在忙着繁殖。毕竟对于生命来说，繁殖和传承永远是最重要的任务。现在，通常情况下，我们的细胞面临的不是饿，也不是不饿，而是过饱。这些过饱的细胞没有任何生存环境的压力，总是忙着复制自己，从而忽略对自身的修复。损伤得不到修复，慢慢积累得越来越多，人也就不健康了。

你看，身体和宇宙是相通的，都蕴含了"祸兮福之所倚，福兮祸之所伏"的道理。

怎么断食才算轻断食

汉代著作《大戴礼记》中说，"食气者神明而寿，不食者不死而神"，但是，现代科学中的轻断食既不是食气，也不是不食。

具体该怎么操作呢？医学上，轻断食有一套基本的规定动作。

第一步，规定轻断食的频率。

经典的轻断食方案有两种：

一种是轮替方案，也就是轮着来，今天轻断食，明天正常饮食，每周轻断食不超过 3 天。

另一种是"5+2"方案，一周当中任意两天轻断食，其余五天正常。可以是连续断两天，也可以是间隔断两天，都行，都有效。

第二步，规定什么时间吃。

很简单。轻断食这一天，所有的食物要在 6～8 个小时之内吃完。

只有这样，才能保证我们的细胞充分感受饥饿，启动修复和新生的程序。至于这 8 个小时，是从早上 8 点到下午 4 点，还是从中午 11 点到晚上 7 点，你都可以自由选择。

第三步，规定吃什么。

在轻断食这一天，不是说除了水之外什么都不能吃喝，而是说，你需要把摄入的能量控制在一个很低的范围内，一般是 500～700 大卡。男性可以适当多一点，女性可以少一点。摄入一定的能量，不仅能帮助人体修复损伤的细胞，还能让你在第二天控制住暴饮暴食的冲动。

不过，同样是 500～700 大卡，选择吃什么、不吃什么，可是大有讲究的。来一杯拿铁，加一块蛋糕，差不多就是 500 大卡，已经达到了轻断食的能量限制要求。但是，这么吃不仅营养不均衡，很快还会让你饿得发慌。

那么，该怎么选择呢？

首先，选择 GI 低的食物。这样血糖升得会比较慢，可以让你饿得慢一点。

其次，保证每千克体重 1 克以上的蛋白质摄入。蛋白质充足，人体免疫系统才能正常工作，人才不容易生病。可以选择低脂牛奶、鸡蛋、瘦肉等食物作为蛋白质的来源。

最后，保证维生素和纤维素的补充。可以把各种颜色的蔬菜、水果拼在一起吃，像苹果、蓝莓、猕猴桃这些能量低的水果都不错。更简单的，可以考虑来一片复合维生素。

当然，如果实在嫌搭配 500～700 大卡的食物太麻烦，你也可以直接选择我会在后面讲解的代餐。

做到了上面这三步，你就肯定能减肥。不过，我还要叮嘱你两件事：

第一，在轻断食的初期，大多数人都会出现饥饿、烦躁和注意力下降等反应。别担心，这些反应几乎会在 1 个月内完全消失。我的临床经验是，大部分人可以在 4～6 周后感受到明显的身体变化，比如睡眠质量改善、肠胃不适缓和、痘痘减少，而更强的记忆力、更好的情绪控制能力与平和的心态等精神层面的改善，则会在 8 周左右出现。

第二，有些人群不适合轻断食。如果你的体脂率已经低于19%（男）、25%（女），大概率你就不会从轻断食中得到好处，反而有可能导致营养不良。如果你不满20岁，你不要来尝试轻断食。如果你是孕期或哺乳期的妈妈，轻断食也和你无缘。患有其他疾病的人群，则请在医生的指导下开启。

至于网上的其他方案，比如每周连续断食两天以上、每天摄入能量250大卡以下，或者每周断食超过4天等，要么是不能减肥，要么是有很大风险，要么是还没有医学上的研究证据，你就别拿自己当小白鼠了。

轻断食听着似乎有点麻烦，不要紧，我在《秘籍》里给你设计了一个6个月轻断食方案，非常简单，照着做就行了。

如何养成你的饮食方式

这一章兜兜转转写到这里，留下的原则已经至真至简，从行动上来看不难。但我知道，此刻你的心里一定还有那么一点犹疑："这样吃我能坚持吗？"

要解决"坚持"这个问题，我送给你的方法是"内求"——大胆地把食物的决定权交给自己的身体，倾听来自身体最内里的渴望，喜欢什么，不喜欢什么，饱了，饿了，倾听这些最原始的声音。

而想做到这一点，要从洗脱那个已经被无数商家惯坏的味觉开始，从解脱那个被欲望混淆到分不清自己想要什么的本能大脑开始，从摆脱那个情绪化进食寻求释放压力的大脑开始。

这三个环节，可以带领你的身体到达更高的层次，陪伴你的理性大脑共同迈进饮食的智慧境地，在那里，你能感受的是身与心的一致步调，是生活中最不经意的闲庭信步，是从心所欲的真正自由。

第一个环节，洗脱味觉，我已经在天然食物这一节中交代过了。

第三个环节，摆脱情绪化的大脑，我会在心理因素管理这个部分中详述。

现在我们来看第二个环节，解脱本能大脑。我们前面说过，学龄前的儿童就已经知道要吃什么、怎么吃是对的，这是人类的本能，我们要做的只是把套在他身上的枷锁砸掉，还他以自由。

看起来很有道理，但怎么做还是不知道。这是因为，我们的本能大脑已经被理性大脑左右得太久，忘记了该怎么工作。那就让我们来参考一个正确的饮食方案吧，向正确学习是身体"内求"的开始。

地中海饮食

营养学家发现，生活在欧洲地中海沿岸的意大利、西班牙、希腊、摩洛哥等国居民，心脏病发病率很低，普遍寿命长，且很少患有糖尿病、高胆固醇等现代病。经过大量调查分析，谜底最终被揭开——这与该地区的饮食结构有关。

全球营养学家一致认为，地中海饮食可以帮助减少肥胖，降低罹患心脑血管疾病、阿尔茨海默病、糖尿病等病症的风险。

地中海饮食的内涵非常接近我在前面讲的"挑食"标准：食材天然，结构均衡。

它的结构有点类似金字塔：碳水化合物，包括主食、蔬菜、水果，占据金字塔的底层，每天吃得最多；往上一层是各种豆制品、奶制品，也是每天都要吃；再往上一层是橄榄油和坚果，量少一些，同样每天都要吃；再往上则是鱼肉、虾肉、鸡肉、鸭肉，每周最少吃 2～3 次；金字塔尖是甜品、猪肉、牛羊肉，偶尔可以吃一点点（见图 2-3）。

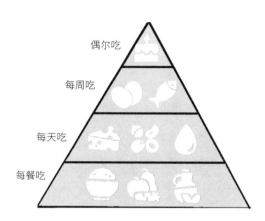

图 2-3　地中海饮食金字塔

在这个结构中，碳水化合物占到总能量的 50%～60%，脂肪占 20%～30%（尤其是不饱和脂肪酸要占一半），蛋白质占 20% 左右。所有的研究都显示，由于营养均衡，在打造出能量缺口的情况下，这是最容易坚持的一种饮食方案。

短期来看，它的减肥速度可以追平低脂饮食，比低碳水饮食或极低能量饮食稍稍逊色一点，但只要时间延长到 6 个月，它们的减肥效果就完全一样了。而且，由于容易坚持，通过地中海饮食减肥成功者，两年后的反弹率也最低。更何况，采用这种饮食方案，带来的不仅是减肥，更是健康。

地中海饮食的天然食材和均衡结构，最符合我们本能大脑的选择和需求，因此才有可能让我们的身体习惯它，从而坚持下去。如果对自己的本能大脑该怎么吃一无所知，你就可以先从学习地中海饮食的营养配比开始。

每一餐的搭配与选择

具体到每一餐的菜、肉和饭怎么吃，我推荐你买个四格餐盘。顾名思义，四格餐盘有四个格子，它既可以控制你的量，又能搭配你的菜、肉和饭。我在《秘籍》里给了你一组图片，你可以根据自己的身高与体重，来选择大小合适的餐盘。在各种购物 App 上，不同材质、花色的选项有很多。你可以一次性买两个，一个放家里，和家人一起吃饭的时候用，另一个放单位，应付食堂打饭和外卖。

有了四格餐盘，你就可以按照 2:1:1 的原则来搭配每一餐的饮食了。比如，按照你的身高、体重，如果选择的是一个七寸餐盘（直径 23.3 厘米），就把餐盘的两格放上各种颜色的蔬菜、水果，可以堆起来，大约能放 300 克；剩下的两格空间，一格留给肉类和豆制品，摊开来，一层就好，大约能放 35 克瘦肉加 50 克豆腐；另外一格留给全谷物主食，大约能放 100 克。这样算下来，在打造了能量缺口的前提下，你一餐可以吃大约 485 克的食物，会觉得很满足，长期坚持的可能性就大大增加。

四格餐盘显性的好处，是让你的食物尽可能均衡；而它潜在的好处则更加绝妙——于无声处规定食物总量的边界。如果一个餐盘就可以满足，你就不会无休止地吃下去，这是总量的边界。那为什么要在无声处去实现呢？因为我希望你不要一直担心吃了多少，而要专注于你吃了什么，以及吃下去以后身体的感觉。

当你专注于餐盘中食物的选择，原有的营养不良得到纠正，身体各系统就会自然而然地趋于平衡。这时候，减肥就成了顺水推舟，而不是逆水行舟。

定制你的专属餐单

如果把减肥比作武林，各种饮食方案就是各个门派。它们各有优势，各领风骚，却没有任何一个能全面超越其他门派，一统江湖。

如果想快速减肥，但又喜欢吃主食，可以选择几个月的低脂饮食，再调回地中海饮食；如果想快速减肥但又爱吃肉，可以坚持一小段低碳水饮食，甚至是生酮饮食；如果不追求速度，可以从开始便选择四平八稳的地中海饮食……

如果在一开始减完 500 大卡之后，发现自己的餐盘和 2:1:1 差得很远，没关系，我们可以周调整一点点，等身体适应了，再试着调整一些。

如果不能完全适应这样的 2:1:1，你还可以根据你的喜好，自由定制你的专属餐单。

比如，不想吃那么多主食，想换成瘦肉，没问题，碳水化合物和蛋白质释放的能量差不多，可以等量交换；不想吃豆腐和瘦肉，想换成半肥半瘦的肉，也可以，不过得打个折，100 克变成 70 克；如果刚开始实在吃不饱，可以把肉加一点，或者主食加一点，减一减蔬菜。

但是，所有这些反馈的声音，你都要仔细地倾听。只有感受到食物给身体带来的愉悦和满足，你才能在减肥的过程中与食物达成和解，而不是变成了天敌。也只有这样，你才会发现你的本能大脑究竟想要的是什么。

在我所有的医学减肥经验中，这事儿宁慢勿快，要想获得真正的成功，更是急不得。能量缺口是所有饮食方案能够减肥的起点，而坚持一种饮食方案并使其成为自己的饮食习惯，才是减肥成功的终点。所以，慢，反而成就另一种快。

一切都要回到自身。从"向正确学习"，到听见自己真实的喜好，你已经离养成自己的饮食方式不远了。

西医学之父希波克拉底说过："你最好的医生就是你自己。"这里的自己，就是指你的身体、你生命的运行机制，它是我们每一个医者需要真正敬畏的所在。

"内求"的本质就在这里——减肥的成败取决于你的饮食方式，你的饮食方式就是你每一天的日子。所以，减肥就是过自己的日子。

成功源于年复一年的点点滴滴，源于找到最本真的自己，并加以坚持。

求得本心，求得本能，方是化境。

◇ 2.4   生活方式干预之运动管理

关于减肥，运动无疑是一个让人纠结的话题。都知道运动对身体好，但运动到底减不减肥呢？

我先给你讲一下我闺蜜小满的故事。

夏天来了，小满立志要减肥。她请了专业减肥的健身教练，每节课各种"撸铁"（即举铁健身），强度相当大。一周下来，体重下降了 3 千克。小满特别开心，往健身房跑得更勤了，差不多每天一次，各种练。结果一个月之后，她的体重居然又长回来 2 千克。小满带着自暴自弃的眼神问我："为什么努力却没有效果？难道我天生就是胖子吗？"

听完她诉苦，我问了一个问题："你控制饮食了吗？"小满傲娇地说："每天运动量这么大，我和以前吃得一样多，这没错吧？"

小满之所以减肥失败，是因为她犯了两个错误：第一，在运动之外，没有管理好生活方式的其他方面，尤其是饮食；第二，选择的运动不全对。

过去我们总认为，减肥就要"迈开腿"，运动消耗能量，增加肌肉，提高基础代谢，当然可以减肥。但是，医学上的减肥研究发现，单纯运动对减肥的影响可能微乎其微，甚至完全起不到作用。

美国一项根据120余个运动减肥研究得出的结果显示，如果你只是做运动，那么无论运动方式有何不同，减肥的效果都大同小异。如果你只进行抗阻运动，也就是各种撸铁，练马甲线、肌肉块，你的体重大概率不会有一丝改变。如果你规律地进行有氧运动，6个月大概可以下降3%的体重，而且是基于大运动量才有可能。这个大运动量，是指在150分钟的中等强度运动基础上，要么延长时间，要么增加强度。如果你科学地将有氧和抗阻运动相结合，结果会出乎你的意料，你的体重可能还是只下降不足3%。

为什么辛苦运动却没用呢？

主要有两点原因：第一，大多数人都高估了运动消耗的能量。虽然运动很累，但它消耗的能量其实是很少的。打篮球半小时，大约消耗220大卡，还不到一杯奶茶的能量；骑车半小时，大约只消耗145大卡，也就相当于一瓶雪碧的能量。第二，运动之后，大部分人饥饿感会明显增加，无论是本能大脑，还是情绪大脑，犒劳自己的欲望都会急剧上升，想奖励自己补充一点，多吃一点。可是殊不知，一不小心，摄入的能量就远远超过了"一点"，当然减不了肥。

总之，单纯的运动对体重影响有限。不改变其他生活方式，尤其是饮食，只想通过运动来减肥，基本不可能。所以，关于运动减肥，我们先明确**第一点，没有饮食管理的运动减肥方案是没有灵魂的方案**。

这是不是说明运动对减肥没用，我们的汗水白流了呢？也不是。很有意思的是，几乎所有的研究都发现——只要结合饮食管理，运动减肥的叠加效果就会立竿见影。

通过综合生活方式干预 6 个月后，能够坚持每周运动超过 200 分钟的人群，平均减重达到 13.1 千克；能够坚持 150～200 分钟的，平均减重 8.5 千克；而运动不到 150 分钟的人群，则只减重了 3.5 千克。

更重要的是，在关于体重反弹和体重维持的所有研究里，我们发现，达到目标体重，停止饮食管理后，能够保持每周运动 200 分钟以上的人群，一年后平均额外减掉了 1.9 千克；而放弃运动的人群，则平均增加了 4.9 千克，甚至有很多人都回到了减肥前的水平。美国的一项研究发现，如果减肥后运动水平偏低，那么女性反弹的概率将增加 4 倍，而男性也会增加 3 倍多。

进一步的机制研究发现，运动的坚持是整体行为改善的原动力。在运动的过程中，我们能够通过神经反射不断强化大脑给身体的奖励；而在运动完成后，我们会在自我效能上不断增强，也就是对自己的行为产生自信，从而将坚持内化成习惯。只有坚持，减肥才能取得真正的成功。

所以，这就是关于运动减肥的**第二点，饮食固然是减肥的灵魂，但运动则是减肥灵魂的伴侣**；没有伴侣，灵魂要走完这漫漫减肥长路，孤独可想而知。

关于运动减肥的**第三点**，肯定也是你最为关心的，**运动和美丽息息相关**。如果 BMI 是达标的，甚至已经挺瘦了，你却还是不满意自己的身材，整天嚷嚷着要减肥，多半就是体脂率和腰臀比的问题。这时候，除了饮食管理，能帮你解决问题的就是运动了。

想穿什么衣服都好看，这可不是单单减掉体重就可以达到的。不管男性还是女性，要想好看，就要瘦得有型。什么叫有型呢？无论是今天维秘模特的审美标准，还是生物学家发现的人类早期审美，都是从腰臀比出发的。

从进化的角度来看，对女性而言，腰臀比与她的生育潜力挂钩；对男性而言，合适的腰臀比，就意味着腹肌和臀部肌肉力量足够稳定，这与他的核心力量，也就是勇猛，息息相关。

而生育和勇猛，正是远古人类最为青睐的异性特征。所以腰臀比就是刻在我们进化里的"S"形曲线美，不可磨灭。而这件事，可不是单靠饮食能办到的。

即便体重没能减轻，运动也可以让你身体中的脂肪含量下降，尤其是最不好的内脏脂肪，从而让你的腰围减小。而合适的阻力训练，则可以让你的臀大肌、臀中肌增大，达到臀部上翘的效果。这一小一大，腰臀比就降低了，想不好看都难。

医学研究发现，运动——尤其是有氧和抗阻运动相结合，即便不是为了减肥，也可以使心脑血管疾病、糖尿病、肿瘤和骨质疏松症的发生率大大降低。这就是我想告诉你的**第四点，运动是为生命而存在，它会让你更加健康。**

现在，翻开你的《秘籍》，在 21 天健康生活方式养成计划的开头，写下自己的运动目标吧。

什么样的运动最燃脂

燃脂运动的三点要求

小满的错误，不仅在于单纯选择了运动减肥，而且她还选错了运动。一种运动要想高效燃烧脂肪，必须同时满足三点要求。

第一点，要是有氧运动。

燃烧脂肪是一个需要氧气参与的过程，而且氧气参与的比例越高，脂肪燃烧越充分。所以，减肥就要选择氧气参与度比较高的运动，也就是所谓的"有氧运动"。

比如快走、慢跑、游泳、骑车、爬山，氧气参与度较高，减肥效果就比较好；而撸铁、深蹲、臀桥等力量训练，以及大部分竞技性球类运动，还有高强度爆发力运动，如短跑、投铅球、跳高、举重等，氧气参与度则较低，减肥效果就一般，我们一般称它们为无氧运动。

回过头来看小满，我们会发现她在高强度力量训练的早期，减重比较明显，为什么呢？这是因为，高强度运动可以在初期迅速减少身体中的糖分和水分。但是，水分掉得快长得也快，反弹自然也比较明显。

第二点，运动强度要合适。

随着运动强度的增加，人体燃烧脂肪的效率也会改变。运动初期脂肪消耗效率较高，但当运动强度增加到某个点之后，无氧代谢的部分会越来越多，脂肪消耗的效率也就大打折扣。换句话说，事倍功半了。

所以，我们要找到燃脂效率最高的那个点。这个点，可以通过心率的数值来体现。

要想精确地知道自己燃脂效率最高的心率，你需要去医院做一个心肺运动实验。要是不用特别精确，那好办。如果你比较健康，而且年龄小于 55 岁，我可以给你一个公式：

有氧运动最佳心率 = （220 - 年龄 - 静息心率）×|40% ~ 60%|+ 静息心率

这个公式来自《ACSM（美国运动医学会运动测试）及处方指南》，只要运动时心率保持在里面说的 40% ~ 60% 这个区间，也就是我们说的中等强度运动，燃脂的效率就是最高的。至于心率如何测量，你可以购买一个能检测心率的手环、心率带之类的装备，现在有很多这样的产品。

如果你有三高或甲状腺功能低下等影响运动的疾病，可以参考第三章，找到适合自己的运动；如果你超过 65 岁，或者有心脑血管疾病等严重的问题，就别自己折腾了，还是求助于医生来指导自己运动吧。

第三点，要运动到一定时长。

运动生理学显示，一般在有氧运动的前 30 分钟，我们消耗的能量主要来自肌肉里储存的糖。也就是说，想要高效燃烧脂肪，我们需要做 30 分钟以上的有氧运动。换算一下，大约相当于 3000 米以上的跑步、1500 米以上的游泳，或者 6000 米以上的骑行。

目前世界卫生组织、中国和美国的科学减肥权威指南，推荐的最稳妥的运动减肥方案，都是每周保持 150 分钟以上的中等强度有氧运动。

燃脂效率最高的运动方案

那么，每周 150 分钟以上的中等强度有氧运动，是不是燃脂效率最高的运动方案呢？并不是。在运动减肥研究的前沿，有一种更加节省时间、减脂效率更高的运动方案，就是著名的 HIIT，中文翻译为"高强度间歇性训练"。

它是一种将高强度和低强度运动（甚至是休息）结合在一起的运动方案，每次训练时长一般为 15～20 分钟。比如先快速跑 1 分钟，然后原地踏步休息 3～4 分钟，再快跑 1 分钟，再休息……这样循环往复。训练方式非常多样，可以在健身器材上进行跑步或踏车，或者做深蹲、跳跃、引体向上、俯卧撑等。

一项针对 45 名健康年轻女性的研究显示，在 15 周的训练之后，HIIT 组女性比有氧运动组女性皮下脂肪多减 2.5 千克，腹部脂肪多减 0.15 千克。

另外一项涉及 36 篇已发表文章、1012 名参与者的研究结果显示：HIIT 与中等强度有氧运动相比，可以多减少 28.5% 的绝对脂肪量。

而很多研究都显示，25 分钟 HIIT 燃烧的脂肪，换成中等强度有氧运动需要 41 分钟。因此，HIIT 特别适合那些无法进行长时间训练的人。

HIIT 为什么有如此之高的减脂效率？原因如下：

第一，它可以抑制食欲，减少能量摄入。

高强度运动会对食欲有短暂的抑制作用,这被称为"运动性厌食症"。实验数据显示,在进行 HIIT 训练后,训练者的食物摄入量平均减少了 16%;而在进行持续的中等强度有氧训练后,训练者的脂肪摄入量平均增加了 38%。因此,HIIT 可以减少能量摄入,对减肥有更好的效果。

第二,它可以消耗更多能量。

除了在运动中会消耗大量脂肪以外,人体在运动后的恢复期会消耗更多的能量,以促进自身的恢复,此时也是以脂肪供能的。这一现象被称为"过量氧耗"。HIIT 的过量氧耗持续时间比中低强度有氧运动长,也就是说,HIIT 训练后要消耗更多的能量。

第三,它可以调节人体内分泌。

研究表明,通过 HIIT 训练,人体的新陈代谢水平会得到全面提高。学者观察到,这是因为与中低强度运动相比,在进行 HIIT 训练后,人体的生长激素和甲状腺素分泌都有所增加,从而提高了人体的静息代谢率。而代谢率的提高会进一步刺激脂肪消耗。

如果你想开始 HIIT,我在《秘籍》里给了你两种经典方案。

减肥成功率最高的是快走

如果你能适应 HIIT,那么我会给你推荐这个目前看来燃脂效率最高的运动方案。如果你嫌累,那每周 150 分钟以上中等强度的有氧运动也完全 OK;如果你还嫌累,怕坚持不了,也没关系,我再给你支个大招。

美国国家体重控制登记中心的数据显示,在所有运动里,快走居然是减肥成功率最高的,比慢跑、游泳、HIIT 都要高。

是不是很意外?其实不难理解。尽管后面这几项运动的燃脂效率更高,但它们都有门槛,要日复一日地坚持一个月甚至一辈子,难度还蛮大的。但是每天都尽可能快地走上 30 分钟,难度就小多了,很容易变成我们生活方式的一部分,减肥的效果自然最好。

什么样的运动最好？

单纯的减重或者燃脂，其实并不是运动最大的作用。从医学的角度来看，运动最大的作用应该是塑形。

从我的减肥临床数据来看，体型不达标的人数要多于体脂不达标的，体脂不达标的人数要多于体重不达标的。如果我们只是单纯地减重或者燃脂，最后可能依然无法实现我们的全部减肥目标——体重指数、体脂率和体型。

如果不运动，只进行饮食管理，一样可以达到减重的效果，但减去的肌肉和脂肪往往比例大致相等，甚至肌肉要更多一点。运动的作用主要在于增加肌肉，尤其是臀部和大腿的肌肉。

前面说过，要想拥有完美的体型，就要重塑腰臀比。说得通俗一点，就是减小腰围，增大臀围。

先说减小腰围。成年人腰围的大小，是由腹部的内脏脂肪和皮下脂肪的多少决定的。最好的减小腰围的方法，是饮食管理和有氧运动相结合，如进行慢跑、游泳等，这样可以有效地减少内脏脂肪。如果还不够，可以再结合一定的力量训练来减少腰部的皮下脂肪，比如卷腹、臀桥、举杠铃，这些锻炼腰腹部肌肉的动作，瘦腰效果都不错。

想增大臀围，光靠饮食管理很难，更多地得仰仗运动。这就需要锻炼臀大肌、臀中肌这些臀部肌肉，像深蹲、平板支撑、俯卧撑这样的复合性动作都很有效。而且这些动作会让你的臀部更加上翘。臀部一翘，腿部从视觉效果上就会拉长 5～10 厘米，体型瞬间改善。

这里我给你几套重塑腰臀比的基础方法。

防止动作不规范
扫码看示范

减小腰围

（1）死虫式收腹训练：2~4 组 ×10~15 次呼吸。

如图 2-4 所示，躺于垫上，手臂伸直举起，与地面呈 90 度，沉肩贴紧地面。屈膝抬腿，大腿与地面呈 90 度。臀下部微微离地，让下背部压紧地面。

对侧手臂和腿同时下放，始终保持背部贴地，如果能够承受，你可以将手臂和腿下放至贴紧地面。

对侧手臂和腿同时回收，保持腹部收紧。身体平衡，不要晃动。下放时吸气，还原时呼气。

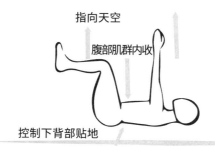

指向天空

腹部肌群内收

控制下背部贴地

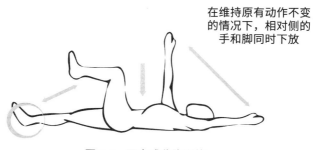

在维持原有动作不变的情况下，相对侧的手和脚同时下放

图 2-4　死虫式收腹训练

（2）臀桥收腹训练：2~4 组 ×10~15 次呼吸。

如图 2-5 所示，躺于垫上，屈髋屈膝。可先做几组腹式呼吸。

臀肌收缩发力向上顶，使身体成一条直线，注意收腹。

呼气抬臀，吸气下落，落下时腰部先落，臀部后落。全程保持腹部收紧。

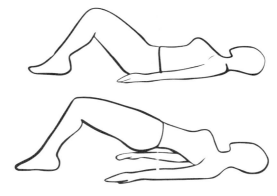

图 2-5 臀桥收腹训练

增大臀围

（1）深蹲：2～4 组 ×10～15 次呼吸。

如图 2-6 所示，自然站立，双脚距离略大于肩宽，脚尖微微外八，膝盖和脚尖方向一致，腹部收紧，肩部下沉，对握哑铃。

臀部后移，下蹲，当下蹲到大腿与地面平行时，略作停顿，起身站起。

动作全程始终挺直背部，收紧腹部，目视前方，保持膝关节与脚尖的朝向一致。下蹲时吸气，起身时呼气。

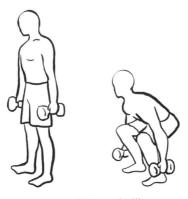

图 2-6 深蹲

（2）俯卧抬腿：2～4组×10～15次呼吸。

如图2-7所示，面朝下，俯卧在地面。肘部向外打开，双手交错放在面部前方，下巴或额头可以放在手上。

双腿抬离地面，略比髋部高一些。抬高一条腿的同时，放低另一条腿，交替做重复运动。

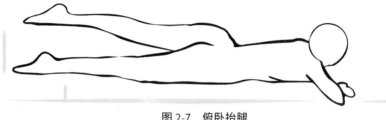

图2-7　俯卧抬腿

腰围小了，臀围大了，身材的"S"曲线就出来了，不仅好看，更重要的是实现了我们减肥的体型目标。

所以，想要达到体型目标，你可以在20分钟的HIIT训练后加10分钟的力量训练。如果你实在太忙，没时间去健身房，我在《秘籍》里放了几种在办公室就能做的自重力量训练，同样有不错的效果。

还有一点想提醒你，如果你想增加肌肉，力量训练之后最好能够配合蛋白质的补充，而且是立即补充，因为蛋白质转化合成肌肉从这一刻就已经开始了。

补充的量建议为每日蛋白质需求量的1/2，种类不限。但要记住，能量绝对不能超标，否则就前功尽弃了。

· 划重点

❶长时间中低强度有氧训练是燃脂的最佳运动

❷最高效的减肥运动是HIIT

❸最成功的减肥运动是快走

❹塑形的要点是在饮食管理、有氧运动的基础上，结合力量训练

◊ 2.5　生活方式干预之心理因素管理

减肥过程中，最困难的是什么呢？

是缺少方法，不知道该怎么做吗？肯定不是。目前学界所有关于减肥的共识，咱们前面已经全交给你了。是因为要少吃，难以忍受饥饿吗？也不是。前面说了，多吃点儿富含纤维素的水果蔬菜就不容易饿了。是每天要准备减肥餐，太麻烦吗？也不是。网上简易食谱到处都是，照着吃一点儿也不麻烦。

在我看来，减肥最难的是心理因素的管理。它看不见摸不着，最难把握，也最容易被忽视。但稍不留神，它就会让减肥功亏一篑。

还是说我的闺蜜小满吧。

夏天来了，小满立志要减肥。她制订了科学的饮食和运动计划，不仅信心满满，执行起来也是一丝不苟。一个月下来，她瘦了 3 千克。但最近，小满接手了一个重要的项目，为了赶进度，她经常熬夜加班，几乎每天只睡四五个小时。但是，由于其他部门不配合，项目进度还是落后了。

小满非常焦虑，压力特别大。终于，在周五的晚上她坚持不住了，疯狂大吃一顿。结果第二天一上秤，体重涨了 2 千克。小满崩溃了，和我一通哭诉，"我喝水都会胖""我根本不可能减肥成功"。

心理因素，就是我们的能量场。心理因素管理得好，我们的内心就非常丰盈、充满能量，"管住嘴，迈开腿"，那都不是事；要是心理因素管理不好，马上就没了坚持下去的毅力。

小满就是没处理好两个心理因素，一个是项目推不动，压力非常大；另一个是经常熬夜，睡眠全乱。最终她绷不住了，一顿胡吃海塞之后，"一夜回到解放前"。

没错，压力和睡眠就是减肥路上心理因素的两个主战场。只有处理好这两个影响因素，才能为减肥扫清障碍。

可能你会好奇，为什么压力会影响减肥呢？

原来，人体内有一种叫作"皮质醇"的激素。研究发现，在响应压力的时候，人体内皮质醇的含量会逐渐升高。

皮质醇会影响人体对脂肪的分解，脂肪难以分解，可不就减不了肥吗？不仅如此，皮质醇还会影响人体的水平衡，让人变得水肿。但是普通人并不知道自己是水肿了，一上秤，体重增加了，脸似乎也大了一圈，马上就觉得自己的努力没用，想要放弃。

除了皮质醇之外，也有研究发现，压力还会阻断"瘦素"对大脑释放信号。瘦素，顾名思义，就是增加代谢、让你变瘦的激素。阻断了瘦素，自然就降低了代谢水平，也影响减肥。

身体上的改变倒在其次，压力最可怕的是，它会改变我们的认知模式。

面对体重秤上纹丝不动，甚至蹭蹭反弹的数字，我们常常会陷入"我没有减肥的希望""我就是喝水也会胖的人"这样的消极暗示。这种自我暗示，除了削弱我们的自信心之外，还会引起我们对体重的担忧、对减不了肥的后果的担忧，一步步把我们拖进负面情绪的黑洞。

结果，我们要么觉得减肥无望而过早放弃，要么觉得付出没用而放弃努力，要么放弃挣扎、报复性地暴饮暴食……总之，都导向一个结果，那就是放弃。

但是，现代生活节奏这么快，压力不可避免，怎么去破这个局呢？给你三个建议。

第一个建议，也是最重要的——**转变思维**。

前面讲了，压力最可怕的是，它会改变我们的认知模式，把人的注意力从当前转移到不确定的未来，担心自己不能减肥成功，担心自己减肥的成果不能保住，结果在无用的焦虑中，白白消耗心力。

要解决这个问题，我多年来的临床心得是，为自己制订一个短期的小目标。不用太难，时间周期也不要太长，完成了就给自己一个奖励。

比如，三天不喝奶茶，就奖励自己一块黑巧克力；今天运动 30 分钟，就给自己添一件运动装备……慢慢提升难度。在努力完成小目标的时候，你的关注点就回到了当下，你就不会那么焦虑了。

第二个建议，是**自我监测**。

每周记录自己的体重，经常记录饮食，记在手机备忘录里就行，并且备注上自己的想法。你可能会觉得，每周称个体重、记录一下饮食，就能让体重变轻？还真是这样。因为称体重是个非常好的心理暗示，每一次上秤都会在潜意识里引发你对体重的思考，从而让你无意识地矫正自己的行为。

记录饮食则主要有两个好处：

一是帮你分辨哪些情况可能导致自己做出不好的饮食选择，比如无聊的时候容易吃零食，难过的时候容易饮食过量。搞清楚这些，以后就能有针对性地改善这种情况了。

二是帮你发现食物的隐患。比如，下午没忍住多吃了个冰淇淋，晚上回去翻翻手机里的记录，看到自己吃了不健康的东西，下次就会很注意。

第三个建议，是主动舒缓宣泄。

主动舒缓宣泄，是你对压力打出的太极推手，可以四两拨千斤。

你可以尝试瑜伽、冥想、正念等一些包含呼吸导引[1]的舒缓运动，或者每天打上 10～15 分钟配合呼吸的太极，这不仅能帮你缓解压力，还能直接减肥。

学会宣泄也很有必要。可以和亲人朋友八卦、抱怨一下，也可以加入减肥运动的社群，心情不好时唠叨几句。不管是当面沟通还是线上交流，对缓解压力都有帮助。

我在《秘籍》里为你准备了一套简单的瑜伽操。你也可以利用一些手机 App，如每日瑜伽、Keep 等，进行舒缓运动的练习。

一百年前，人类每天的平均睡眠时间是 9 个小时；而现在，我们每天只睡 6.8 个小时。这是平均数。有超过 3 成的成年人每晚还睡不到 6 个小时。

而来自全球各地的二十多项流行病学研究表明——睡眠不足与 BMI 的增加有关。

与每晚睡 7～8 个小时的人相比，睡 5 个小时或更少的人，肥胖的概率更高——男性增加 3.7 倍，女性增加 2.3 倍。

所以，要想"躺着瘦"，就必须好好睡觉。那么，怎么睡才算好好

---

1 指呼吸与肢体运动相结合的一种养生术。

睡觉呢？

好睡眠的三个标准

第一，睡眠时长要在6～8个小时。

高质量的睡眠本身就能消耗能量。一段6～8个小时的睡眠，可以消耗400～500大卡的能量，相当于跑了10公里。

请注意，是睡6～8个小时，不要多也不要少。如果睡眠不足6个小时，身体就会分泌刺激食欲的激素，让你口不停，一熬夜就加餐。但是超过8个小时也不行，不仅睡眠消耗的能量不会再增加，反而还会导致白天消耗的能量减少。

第二，要有深度睡眠。

深度睡眠时，会有两件神奇的事情发生：第一，瘦素的分泌增加。前面讲过，瘦素是减肥的好朋友，会让代谢水平提高；第二，饥饿感减少，人自然就吃得少了。

第三，睡眠要规律。

也就是说，睡眠时间要相对固定，不能今天22点睡，明天凌晨2点睡，后天通宵不睡、白天才睡。否则，人体在夜间的激素分泌，包括指挥人体代谢的、分解脂肪的、合成蛋白质的，全都会乱套。而身体在感受到压力和潜在的危险时，会主动储存更多的能量，以备不时之需，因此就会越来越胖。

怎样才能拥有好睡眠

学习、工作再忙，6～8个小时的睡眠时间肯定也是有的。但是，现代人通常不是没时间睡，而是舍不得睡。手机上有那么多有意思的事情，刷着刷着，时间就溜走了。所以，要是想睡饱觉，到上床时间就把手机收起来吧。你可以把手机放得远远的，或者干脆不带进卧室。如果实在控制不了自己，你也可以去买一个手机定时盒，到时间就把手机装进去，早上起床才能拿出来。

那么，怎么保证深度睡眠呢？压力是影响睡眠质量的罪魁祸首。平时上班，不要压力那么大，尽量保持平和的心态；白天争取出点汗，别老是坐着不动。总之，身体累一点，大脑放松一点。睡前再淋个浴，或用热水泡泡脚，让精神松弛下来。这些都有助于你顺利入睡。而且要注意，睡前 3 小时千万别吃东西，水果也不行，胃肠道工作起来，也是会影响睡眠的。

此外，规律的睡眠，不代表一定要早睡。如果不得不熬夜，你可以尽量把它熬规律。比如今晚 24 点睡、明早 8 点起，那么明天也要尽量保证这个固定的入睡和起床时间，周末也不例外。这样，你的身体就会渐渐适应你独特的规律，保持正常运行。

同伴减肥，成功率高涨

除了压力和睡眠这两个因素之外，携手同行的伙伴，也会对你减肥路上的心理状态产生重要影响。

减肥这件事，光有自己的努力还不够。你肯定有过这样的经历——

昨天才立下 flag 去晨跑，今早闹钟就让老妈给关了；周围经常有朋友劝自己，"人生苦短，得及时行乐，好不容易聚一次，还不得吃点好的"；同事们喊着拼单奶茶，其他人都兴高采烈的，你却说，"我减肥呢，不要了"，时间久了，大家觉得跟你不是一路人，活动就不带你了……

人都是社会性动物，我们不可能把自己关起来，半年不见人，半年不社交，一下子变得苗条喜人，让所有人眼前一亮。减肥这件事，天然就跟身边的人和环境关系密切。

因此，在减肥的过程中，除了自我层面的修为，我们还需要对周边的环境进行一场大改造。

谁会影响我们减肥

有一项始于 1971 年的研究，调查了五千多人的数据，帮我们绘制出了社会关系和肥胖程度之间的联系。

其中一个明显的结论是，肥胖的人和不胖的人，存在显而易见的聚类现象，也就是俗话说的"物以类聚，人以群分"。生活中，我们确实会发现，胖人更倾向与胖人做朋友，体重正常的人更倾向与体重正常的人做朋友。

而且，能对我们的体重产生影响的，可不仅仅是身边人。给你看一组神奇的数字——

如果你的朋友变胖了，你变胖的概率是 45%；如果你朋友的朋友变胖了，你变胖的概率是 20%；如果你朋友的朋友的朋友变胖了，你变胖的概率是 10%。

这就是著名的"三度影响力"——你朋友的朋友的朋友，也会对你的体重产生影响。当然，我们可以看到，从 45% 到 20%，再到 10%，这种影响力会随着圈层的扩大而递减。也就是说，关系越亲密，影响力越大。

如果这个影响利用不好，它就是我们减肥路上的绊脚石；如果利用得好，甚至"转危为机"，它就是减肥的翅膀，能带我们更快地抵达目的地。

构建你的减肥社交圈

现在你可以盘算一下，和自己最亲密的人都有谁。当然，我可没让你把身边的胖子全部排除在交友清单之外。刚才说了，人是一种社会性动物，脱离了社会属性谈减肥，完全没有意义。我们既没有必要和周围人正面对抗，也很难去说服他们。

真正高明的做法是，找到环境中有利的因素，把它们组合在一起，建立起对减肥有利的社交小圈子。

最简单的方法就是，在对自己影响最大的一度圈层树立减肥标杆。选择的标准很简单，要么是和你一样有迫切减肥需求的，要么是生活健康、体重保持得相当好的。

首先要选择的，当然是离我们最近、与我们最亲密的家人。

家庭对人的影响是最大的，尤其是在生活方式的干预上。比如前面讲的饮食管理，这件事是否成功，不仅取决于你如何为自己的餐盘选择食物，更取决于你家买菜做饭的人怎样在菜市场挑选食材，如何在厨房里烹饪，甚至怎样在饭桌上唠叨你。

所以，这个标杆的选择非常重要。最合适的，就是你的另一半；当然，生活在一起的父母也可以。如果他们不胖，恭喜你，顺利找到了自己的第一个标杆；如果他们也胖，让他们也来看看这一节，和你一起减肥。证据显示，有家庭成员参与的减肥，平均可以多减 3 千克。

其次要选择的，是我们关系亲密的朋友。

这个朋友，可以是你的室友、大学的好友，也可以是你最好的同事、一起逛街的闺蜜、约饭的饭搭子。从这些人中找到两个以上，作为自己的标杆。

你们可以一起约饭，但一定都不介意把饭吃成减肥餐，还会在席间交流减肥心得；可以一起去健身房，有个人督促，总好过自己犹豫不决；可以相约早上上班在哪里碰面，然后一起快走到公司；也可以约定好，在同事拼单奶茶时一起拒绝。

最后，可以继续拓展，主动寻找正在减肥的圈子。

家人和朋友，基本已经是你生活中最重要的部分，但还存在一种不确定性。举个例子——

小满终于受不了自己的体重了，决定在公司附近的健身房办个会员卡，定期运动。她在公司里的饭搭子小阳和小章听说以后也很积极。于是，三个人一起办了会员卡，又请了教练，约好一周两次，不见不散。

但还没到一个月，小阳说最近花粉过敏得厉害，暂停几次，之后就再也没去过；又过了两个星期，小章手头有了新项目，去得断断续续，然后也停了。于是，小满又独自去了两次，之后也就没去过了。这样的情况，相信你也经常遇到。

在自然界，有个特别有名的现象叫"蜂群思维"现象。科学家们发现，单个的蜜蜂力量很小，但是数以百万的蜜蜂聚在一起，就会产生巨大的群体智慧。在这个群体里，蜜蜂们的思维和行动高度一致——紧跟前面的同伴，与周围同伴的步伐保持一致，也与后面的同伴保持距离。

参考这个模式，我们也可以主动寻找减肥的社交圈，让圈子里的其他人来约束自己的行为。

放在十年前，想做这件事不是很容易。那时候，我们只能依靠朋友、家人这些小团体，或者减肥俱乐部、训练营这种传统的线下模式。而今天，微信、微博、QQ 这些社交软件的兴起，让寻找志同道合的减肥社群这件事，变得比以往任何时候都容易。我们可以在这个群体中获得的，不仅是更加专业的减肥建议，也不仅是行为上的互相敦促，更有精神方面的支持和肯定。

所以，如果你的一度圈层，也就是家人和朋友的减肥陪伴不够充分、不够坚定，你就可以考虑选择网络社群。它可以是专业减肥的 App，也可以是微信上三五好友一起组建的减肥群。

至此，我们就打造了完美的减肥社交圈。在减肥的路上，这个圈子会在你的家庭、工作、娱乐，甚至精神分享等各个层面，发挥有利的影响。

让社交圈为自己的减肥助力

如何才能利用好这个圈子，让它为自己的减肥助力呢？其实，你只需要做好两件事。

一是浸染，充分地浸染。

凡是和减肥有关的事情，比如吃、动、睡、压力宣泄等，要尽可能多地和你的圈层标杆交流互动。放下原有的生活观念，去感受，去接纳。在这个过程中，你几乎不用做任何事情，所有的改变都是下意识的。

比如，你和大学闺蜜每年只能见一面，见面后发现她瘦了。虽然见这一面不会直接改变你的体重，但是在潜意识里，你会重新设定自己的身材标准。回家后，你心里可能一直想着，"她看上去状态很好啊"，接下来你可能会吃得更少，锻炼得更多。

社会评论家埃里克·霍弗说过，如果人们可以自由选择自己喜欢做的事情，他们通常会相互模仿。模仿是人类的天性，这种习惯存在于我们的基因之中，它既源于生物学上的同理心和道德，也源于人类的社会生物特征，也就是我们说的"行为规范"。

二是主动输出。

主动分享你减肥的心得、减肥的进展、减肥的成果，比如昨天达标的运动、吃的东西、搞不清楚的问题……凡是和减肥相关的，都可以在圈子里和人分享。

这样做，一方面会让自己也成为标杆，获得圈子的认可，从而更加坚定地改变身材；另一方面，也会让你与这个圈子联结得更加紧密。

做到充分浸染、主动分享，我们就可以把减肥的阻力变成减肥的动力。

·划重点·

❶学会必要的宣泄。

❷睡眠时长 6~8 个小时。

❸睡眠有规律，比不熬夜更重要。

❹白天累一点，晚上睡得香一点。

❺从家人、朋友、网络社群中找几个标杆，构建自己的减肥
　社交圈。

❻充分浸染，凡是和减肥相关的行动都尽量泡进去。

❼主动分享，凡是和减肥相关的内容都主动和圈子里的朋友
　分享。

◊ **2.6　生活方式的辅助工具**

代餐减肥

为了打造能量缺口，我们得花心思搭配每一顿饭，既要吃得有饱腹感、吃完不饿，还要保证吃进去的能量够低；既要保证营养丰富、吃得健康，还要味道可口、吃得美味……对于生活节奏快的现代人来说，这确实太费事了。

商家们发现了这个需求痛点，就开发出了各种代餐产品。据说，代餐虽然总能量很低，但成分都是精心搭配的，不仅营养丰富，而且饱腹感强，吃完不饿。口味呢，更是多种多样，什么巧克力味、抹茶味都有，随便挑。更重要的是，吃起来还非常方便。

听起来，代餐似乎很美好，可它到底能不能帮我们减肥呢？

代餐的神奇效果

直接告诉你答案吧。目前，全世界关于代餐的研究有好几千项，结论非常一致——代餐真的能减肥，而且效果还很不错。

具体怎么不错呢？

最简单的，当然是能减重。而且这个减重效果，还经得起时间的考验。

有一项著名的代餐研究叫 Look AHEAD，研究者在对 5145 名肥胖患者进行长达 10 年的跟踪后发现，坚持吃一年代餐后，患者的体重比不吃代餐者平均减少 7.7 千克；两年后，依然能保持 5.2 千克的差距；而到 4 年后，还有 3.4 千克的效果。你看，长期有效不反弹。

除了减重之外，代餐还可以塑形，也就是降低体脂率、减小腰围。这个结果着实让人心动，前面说过，这样的体型更健康。

而且更神奇的是，代餐在减重和塑形的同时，居然还非常安全。代餐不仅没有严重的副作用，甚至在维生素和矿物质方面还更健康。什么意思呢？很多实验都发现，与代餐减肥相比，人们在自己选择减肥食物时，一年后会有 9 种矿物质和维生素出现缺乏的现象。

想想不难理解。要限制能量，又要保证全面的营养，相当于让你一顿饭吃 20 种蔬菜水果，但每种只吃一口，很难做到吧？而代餐是直接添加，哪种营养物质多一点、哪种少一些，都是搭配好的，更容易保证我们每天所需的微量元素。

既有效，又方便，还安全，所以医学界整体上是比较推荐代餐的。连美国、加拿大和英国的糖尿病指南，都推荐糖尿病合并肥胖的患者使用代餐来减肥，只不过要在医生的指导下进行。

如何挑选合适的代餐

既然代餐这么有效，我们是不是就可以愉快地使用代餐来减肥了呢？

当然也不是。在今天的减肥市场上，各种所谓的代餐产品无处不在。从一根能量棒到几块小饼干，从能冲水的粉剂到摇摇乐的奶昔，从一杯加了坚果的酸奶到一顿减了分量的正餐，都顶着代餐的帽子。该怎么选择呢？

这里我必须得告诉你，虽然都叫代餐，但很可惜，它们大都只挂了个名字，而不是我说的能减肥的代餐。我说的代餐，医学上有个简单的定义：它是为了减肥或者保持减肥效果而研发的，要代替一天中一顿或者两顿饭的食物产品。

注意，是代替一天中的一顿饭或者两顿饭。如果你一天三顿都吃代餐，那它就超出了代餐的范围，变成一种医疗级产品了。这种饮食方案专业的名字叫"全配方"代餐，只能在医生的处方监测下，针对BMI很高的人采用。

理想中的代餐，我们啥也不用考虑，直接拿来吃就行。但回到现实中，在具体的配方上，不同品牌的代餐差距可就显现出来了。

好的减肥代餐，必须含有一定的能量。

代餐代餐，就是要代替正餐的。也就是说，这一顿吃了代餐，就不能再吃其他东西，两餐之间也不能摄入任何有能量的食物和饮料。否则，代餐就变成了零食，别的照吃不误，还谈什么能量缺口，当然不可能减肥成功。

既然要代替正餐，代餐就必须含有一定的能量。一般要求在每餐150～350大卡，只有这样，才能保证人体的基本代谢，否则就会对你的健康产生威胁。

市面上有很多纯酵素代餐，或者一块15克的小饼干，或者宣称能提供一小时饱腹感的代餐棒，都不要选，因为它们的能量不达标，吃完很快就会饿，很容易让人再去吃其他东西，结果反而摄入更多能量。

除了含有能量之外，代餐里的能量物质还得按一定的比例进行搭配。

具体来说，碳水化合物要控制在40%以内。前面说过，碳水化合物"快进快出"，吃太多很容易饿。蛋白质要占到20%～30%。高比例的蛋白质，不仅抗饿，也能在减重的同时，让肌肉的损失量最小。而脂肪，则要控制在 30% 以内。其中，饱和脂肪酸不要超过 10%——高血脂的人可以将其降低至 7%，其余的最好都是不饱和脂肪酸。

有能量，而且能量物质搭配合理，现在大部分代餐都能做到。但在各种维生素和微量元素的含量上，不同的代餐差别可就大了。

代餐是要当饭吃的，好的代餐，应该各种维生素、钙、铁、锌、纤维素都有，但很多代餐都做不到这一点。研究表明，吃代餐的人容易缺乏维生素 B 族，从而出现脱发、口腔黏膜溃疡等问题。所以，注意一下配料表，含有维生素 B1、B2、B6，以及烟酸、泛酸这些的，就是更好的选择。像市面上的坚果棒或者酸奶杯，就不能提供足够的矿物质和维生素，因此就不是代餐。

代餐的形式是什么并不重要——可以是饼干，可以是饮料，可以是牛乳，也可以是能量棒——重要的是它含有什么。

第一，含有能量，且能量物质比例搭配合理；第二，含有充足的各种维生素和微量元素。只要满足这两条，就是合格的代餐。

至于其他方面，各个品牌差别不大，选择物美价廉的就行。代餐的成本很低，没必要被商家的噱头忽悠去买高价产品。

如何把代餐用成神器

现在我们知道了代餐有效，也知道了怎么挑选，可是代餐具体要怎么吃呢？怎样才能把代餐用出神器的感觉呢？

必须明确的一点是，代餐不会增强体质，更不能让人延年益寿，我们吃代餐只是为了减肥。如果你根本不需要减肥，自然就用不着代餐。

如果你确实需要减肥，但又觉得自己搭配减肥餐太麻烦，想找个便捷方案，同时你又没有其他营养性的疾病，比如糖尿病、肾病、严重消化不良、严重缺乏维生素等，那么恭喜你，你可以花钱买代餐了。

买来具体怎么吃呢？

看个研究数据你就明白了。牛津大学的研究发现：如果减肥者只是代餐，一年后比单纯进行饮食管理的人仅仅多减重1.44千克；如果是代餐加上饮食管理，可以比单纯饮食管理的人多减3.87千克；如果再加上运动管理，差距便可以达到6.13千克。而如果是和不懂健康生活方式的普通减肥者相比的话，这个差距则可以达到7.70千克。

所以，想要把代餐用成神器，不能单纯吃代餐，还得坚持健康的生活方式。代餐只是帮我们打造能量缺口的工具，并不能替代其他的努力。只有加上饮食管理，加上合理运动，代餐的效果才能最大化。

同时，也正是因为这种工具性，代餐既不可以今天吃、明天不吃，也不可以吃到理想体重就停下来。如果你没有养成健康的生活方式，尤其是没有学会调整饮食结构，那代餐作为你一日三餐中的一餐或两餐，就不能停下来，得一直吃。否则，体重很容易反弹，让前面的努力功亏一篑。

药物减肥

生活里，很多人总觉得生活方式干预见效太慢，想着能不能走个捷径。听说减肥药不用运动，不用忌口，只要吃起来，体重就会唰唰地掉，于是就想尝试。

那么，减肥药物到底能不能减肥呢？什么时候才能用呢？

第一类减肥"药物"：号称能减肥的保健品

我们最常见到的减肥"药物"，就是号称能减肥的各种保健品，什么排毒减肥茶、瘦身茶，等等。

它们要么是虚假宣传，没有任何效果；要么是偷偷添加了缓泻药，让你拉肚子，短期可能管用，但会破坏你的健康；要么是打着"纤体"

的名号，添加纤维素、益生菌等保健成分，但对于减肥来说，这些东西其实是可有可无的。

总之，对于这些产品，记住一句话就好——从帮你健康有效减肥的角度来说，它们几乎都没有用。如果依然对这些保健品非常好奇，你可以翻到第四章第五节，一次了解清楚。

第二类减肥药物：专业减肥药物

目前市面上的专业减肥药物，大致可以分为三种——

第一种，是增加能量消耗的。

比如 Qsymia，它是美国食品药品监督管理局（FDA）在 2012 年批准的一种复方减肥药，其原理是模仿人体交感神经兴奋，提高人体的代谢水平。吃了这种药的人，一年内，75% 可以减重 8.8 千克，54% 可以减重初始体重的 10%。你可别嫌少，这是迄今为止最强效的减肥药了。而且就连这个效果，也伴随着消化不良、便秘、口干、失眠等一系列副作用。

第二种，是直接或间接地减少能量吸收的。

比如奥利司他，这是国家药品监督管理局唯一批准上市的减肥药。它通过和胃肠道的脂肪酶结合，达到阻止脂肪吸收的效果。在所有减肥药里，它的减肥逻辑最简单，几乎没有潜在的安全问题。

不过，实际效果并不是很多人想象的"酒肉穿肠过"。事实上，奥利司他只能减少 30% 的脂肪吸收。也就是说，如果你吃得太多，留在体内的能量还是过剩，人还是会胖。所以，这个药一定要结合饮食管理才能起作用。

同时，由于吃进去的脂肪不能被完全吸收，要排出体外，所以脂肪性腹泻不可避免，动不动就是一内裤，非常尴尬。而且，一些脂溶性维生素，比如维生素 A、D、E、K 等，极有可能缺乏，必须额外补充。

麻烦不少，减肥效果怎么样呢？数据显示，服用奥利司他一年内，

44% 的人能减掉初始体重的 5%，平均 2.6 千克。这个数字可能会让不少人失望。

最后一种，也是最新的一种减肥药，是胰高血糖素样多肽受体激动剂（GLP-1RA），商品名有利拉鲁肽、杜拉糖肽、索马鲁肽，等等。

这种药品本来是降糖药，随着上市后研究的增多，又给医生带来了减肥上的意外惊喜。

首先是减肥的效果，它与 Qsymia 不相上下，可以减少 10% 左右的体重。其次，它的副作用要远远小于前面两种，比较常见的只有恶心、腹痛、腹泻、便秘等，而且基本都比较轻，比较严重的并发症如胰腺炎等，则主要发生在本身患有胰腺疾病的人身上。

这种药物的减肥机制包括两点：一是作用于胃肠道，延缓胃排空和肠道蠕动；二是作用于中枢神经系统，抑制食欲、增加饱腹感。这两点都切中要害，达到了减少进食的目的。

不过，虽然这种药物作为减肥药上市后销量极好，销售额迅速达到数十亿美元，我也会在必要时给我的减肥病人尝试使用，并且效果确实不错，但结合我自己和同行们的临床经验，我想给你一点很重要的提示：病人在使用这种药物后，基本都会表示，看见食物完全没有欲望。

对普通减肥者而言，这按理说没什么问题，但如果是有抑郁或者焦虑倾向，甚至患有抑郁症的减肥者，会怎么样呢？他们是这么告诉我的："生无可恋。"对他们来说，生活中的快乐本来就已所剩不多，如果连对吃饭也没了兴趣，人生可不就万念俱灰吗？

对于这类药物究竟是如何控制食欲的，科学界尚不清楚。但我们可以肯定的是，快乐中枢离食欲中枢很近，有很多交叉，所以，虽然没有特别明确的证据，我还是要就这个问题提个醒。

第三类：具有减肥作用的其他药物

近几年，还有一个名叫二甲双胍的"小神药"进入了很多人的视野。

为什么说它是小神药呢？二甲双胍最初只是治疗糖尿病的一线药物，但近 5 年的很多研究都发现，在治疗糖尿病之外，它还能减肥，而且似乎还能预防肿瘤、抗衰老。于是，它突然就成了很多人，尤其是减肥人群热捧的对象。

不过，作为一名医生，我必须劝你冷静。

二甲双胍对减肥的作用，源于一个降糖效果研究。当时，研究者把二甲双胍和另外一种降糖药物分别用于两组糖尿病病人，结果发现，使用二甲双胍这组病人的体重在研究期间平均减少了 3.8 千克。

从此，针对二甲双胍减肥效果的研究陆续展开。但遗憾的是，大部分实验都没能复现这么明显的效果。尤其是把二甲双胍用于非糖尿病病人时，它的减肥效果要更差一些。目前，我们能观察到的二甲双胍最好的减肥效果，来自一个叫作糖尿病预防的研究——两年内，二甲双胍组人均减重 2.1 千克，平均到一年就是 1 千克。

所以，对于合并了高血糖或者糖尿病的肥胖患者来说，二甲双胍绝对是首选。因为它不仅有一定减肥效果，还可以预防高血糖发展成糖尿病，降低糖尿病病人的血糖水平。

但对于一个正常人来说，与其一日三餐抱着二甲双胍，两年才瘦 2.1 千克，不如好好睡个觉、晚饭少吃两口来得划算。

使用减肥药的注意事项

如果你的 BMI 大于等于 27，并且至少患有一种肥胖并发疾病，比如 2 型糖尿病、高血压、高血脂等，或者虽然没有合并什么疾病，但 BMI 大于等于 30，那么，在尝试生活方式干预减肥无效后，你可以考虑药物治疗。因为这时候，肥胖以及并发症对身体的伤害，已经远远大于减肥药的副作用了。

吃减肥药时一定要记住——

第一，所有的药物减肥，都是长期治疗方案，无论是奥利司他、二甲双胍，还是目前最好用的 GLP-1RA，都需要长期服用。如果你想靠药物快速降到理想体重，再通过自律维持，我劝你趁早放弃。实验表明，这种短期方案几乎都会反弹。

第二，在服用减肥药的同时，必须对饮食、运动和心理因素这三个方面进行管理，养成健康的生活方式。即便减肥成功了，也要一直坚持。

减肥手术

有一天，我们中心前台接待的小护士到处找我，小脸急得通红，说是前台来了一位女士，38 岁，还没聊几句，就嚷着要做减肥手术，而且非做不行。小护士一下子就蒙了，又不知道怎么回复她，只好来找我。

我过去一看，就知道小护士蒙在哪儿了。这位女士虽然有点儿胖，但穿戴打扮都让人很舒服，怎么看都没到要靠手术来减肥的份儿上。但是，在仔细询问了她的 BMI 和减肥史，特别是了解到她患有糖尿病之后，我马上就知道，她确实适合减肥手术。

提起减肥手术，可能很多人的第一反应是抽脂术，或者叫吸脂术。想想水箱模型，既然胖是因为水箱里水太多了，那直接把水抽走一些，不就减肥了吗？这就是抽脂术的逻辑。

虽然听起来很美，但我得告诉你：

抽脂术几乎完全是为了局部塑型、为了美丽而发明的，它既不能减肥，也不能让人收获健康。所以在医学上，抽脂术属于整形外科，也就是医疗美容的范畴。

为什么抽脂术不能减肥呢？

其一，抽脂术抽掉的只是皮下脂肪，并不能减少内脏脂肪。皮下脂肪还是很有用的，真正危害健康的是内脏脂肪。只有减掉内脏脂肪，才算真正成功减肥。这一点，抽脂术做不到。

其二，如果不改变生活方式，抽掉的脂肪大概只需要三个月，就会重新长回来。而且，它们不是长到当初抽脂的大腿、臀部、腰背这些部位，而是更可能长到内脏上，让人变成四肢细、肚子大的身材。这对健康的危害更大。

所以，抽脂术不在我们说的减肥手术之列。这一点你一定要注意。

真正的减肥手术其实原理非常简单。既然胖是因为吃得多、能量堆积，那直接把胃变小，让人吃得少一些不就好了吗？没错，减肥手术就是通过不同的方法把胃变小。

最经典的方法有三种：

第一种，是胃旁路手术，就是用小肠在胃的旁边做个通路，把胃闲置不用（见图 2-8）。

第二种，更简单粗暴，是直接把胃的一部分切掉（见图 2-9）。

第三种，是在胃里放一个可充气的气球，让胃的容积变小（见图 2-10）。

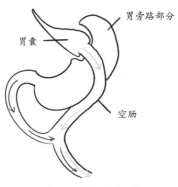

图 2-8　胃旁路手术

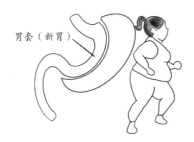

图 2-9　垂直袖状胃切除术

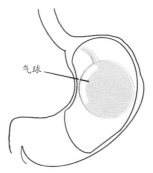

图 2-10　内置胃气球手术

正是这种超级简单的减肥手术，荣登了 2013 年全美医学创新榜的榜首，并在 2015 年成为 10 年内医学创新的第三位。

这是因为，在进行减肥手术后，通过对患者长达 10 年的跟踪观察，医学界发现：他们当中几乎 90% 的糖尿病患者，都神奇地被治愈了。对，真的就是"治愈"了，不再需要任何药物，也不需要管理饮食、运动，就像正常人一样生活。

所以，医学上又把这类减肥手术用于糖尿病的治疗。这也是开头那位女士适合做减肥手术的原因。

这三种手术的效果都很不错。不过，虽然第三种听起来损伤更小，但是第一种和第二种效果要更加稳定持久，所以也是目前的经典术式。

一个长期的术后随访发现，做过前两种手术的 12 年后，93% 的人仍比手术前轻 10%，40% 的人甚至仍比手术前轻 30%。如果配合了生活方式干预，那么效果会更好。

为什么同样是把胃变小，前两种的效果却会更好呢？

这是因为，这个手术并不像表面上那样，只在物理层面改变了胃的容积，它的神奇之处其实在于化学性的改变。

前两种手术通过旷置胃大弯处的一段胃壁不用，改变了胃肠道的化学环境。比如，肠道里的胆汁酸增加，影响我们的肠道菌群，进而调整我们的味觉系统，让我们不是那么喜欢糖和脂肪，反而更接受蔬菜水果；再比如，让你产生饥饿感的胃饥饿素减少，从而传递给大脑的进食欲望就降低了。

看到这里，你肯定心动了。那么，虽然效果明显，但它毕竟是一项手术，有没有什么风险和副作用呢？

目前，从成熟机构的数据来看，减肥手术是所有普外科手术中死亡率最低的——30 天以内和以后均不高于 0.4%。

所以，在经过数十年临床观察之后，减肥手术已经成为一项成熟的减肥治疗方案。鉴于其疗效和副作用，医学上对减肥手术的应用范围有明确规定：

（1）BMI 大于 32.5 的糖尿病患者，推荐使用。

（2）BMI 小于 32.5 的糖尿病患者，由于缺少 10 年以上的有效研究数据，可以和你的医生商量。

（3）没有糖尿病，但 BMI 大于 40 的减肥者，推荐使用。

无论哪种减肥手术，都不是一劳永逸的。在手术后，还是需要进行生活方式干预。只有这样，减肥效果才会稳固地保持下去。

·划重点·

❶代餐减肥受到了医学界的认可和推荐。

❷代餐代餐，代替正餐；吃完代餐，就不能再吃其他的东西。

❸在形成自己的生活方式前，代餐不能停。

❹从全球范围来看，目前效果最好、副作用最小的药物是GLP-1RA。

❺抽脂手术不减肥。

第三章

找到适合自己的减肥方法

CHAPTER
THREE

一个人能使自己成为自己，比什么都重要。

——

〔英〕弗吉尼亚·伍尔芙《一间自己的房间》

基于科学减肥的底层逻辑和唯一路径，我给了你一套最简单易行的生活方式。那么，是不是全盘照搬就行了呢？

不得不承认，无论是身体情况，还是生活环境，每个人都有一定的差异，可能我认为的简单易行，在你这儿依然行不通。这很正常，减肥就是要养成属于你自己的生活方式，从这个角度说，减肥不是跟随别人，而是成为自己。

这一章，我会还原你生活中可能出现的"典型场景"，看看你遇到过哪一种。

3 · 如果你屡战屡败减肥失败

减肥的人都失败了，原谅自己吧。

小满换了微信头像，那个写着"不瘦二十斤不换头像"的小图变成了一张风景照。

为了验证自己的猜测，我给她打了个电话："怎么，想通了？"

"你怎么不像别人，恭喜我瘦了二十斤呢？"

我笑了："因为我比较了解你啊。"

"你们当医生的太冷静了，不好玩。"

事情的起因，是小满参加了一个"过午不食"挑战赛。三个月顺利减重 5 千克后，维持了不到半年，一个月前，她的体重又长回去了，减肥再次宣告失败。

从医学上来说，肥胖是一种慢性渐进性疾病，具有很高的复发倾向。在绝大多数自发的减肥尝试之后，体重都很容易重新增加。研究表明，在减肥一年后，复胖的比例高达 95% 以上。

人们往往将体重反弹归咎于缺乏自控力，但是，这种简单化的解释其实基于一个错误的假设，即我们的体重完全是由意志所控制的，而减肥只是一个自我控制的问题。

事实上，我在前面已经讲得很清楚，体重是由多重生理机制共同调节的。大量的实验数据表明，如果没有医学科学的指导，单纯自发地进行减肥尝试，人体很快就会激活自身的生物机制，调整新陈代谢水平，阻止体重进一步下降，并在减肥停止后恢复以前的体重水平。

所以，虽然减肥不难，但反弹很容易。如果你复胖了，一点也不用感到愧疚，这只能说明你身体的机制属于正常人。

如果曾经减肥失败过，在开启新一轮减肥时，你就不能简单照搬前几章讲的方法了，我有非常实用的"三步法"给到你。不过，在那之前，我希望你能够与自己和解，不要再把减肥失败当作自己的罪过了。

就像小满，这次复胖后，她正儿八经地来医院找我，想寻求专业的指导，我也和她说了同样的话。之后，就有了换头像这件事。

第一步　找原因

小满来找我时，我和她一起仔细盘点了她的减肥历程和生活方式。

大学的时候，小满被大家称为校花，身高 1.65 米的她，当时体重只有 62 千克。但 7 年前，小满不幸得了抑郁症，从那之后体重就一路狂飙，到了 73 千克。她一直有减肥的念头，也尝试过两次，有一次还请了健身教练，但效果都不好。

作为一位出色的外企高管，小满每周至少加 3 次班。而且小满是个急脾气，加班时的晚饭基本都是快餐，可能一边开会一边就搞定了。也因为上班忙，除了带孩子出去玩之外，她几乎没什么运动。

一边盘点，我一边做记录，然后把小满的减肥历程画成了一张坐标图。横坐标轴是时间，纵坐标轴是她的体重。你可以想象图中那条波动起伏的曲线吗？

在每次她的体重发生剧烈变化的点，我都会标注当时在她身上发生的大事，比如饮食情况、运动情况、情绪、睡眠、工作压力、吃过的药、得过的病，等等，能多详细就多详细。正是通过这张图，小满第一次了解了自己体重的历史，也了解了自己的每一次失败。

这就是我和小满一起做的盘点。下面是我给小满画的体重坐标图（见图 3-1），你可以照着这个方法，在《秘籍》里补充自己的坐标图。

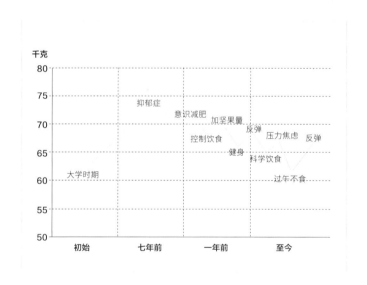

图 3-1　小满的体重坐标图

有了这张图，你就可以在里面寻找自己减肥失败的原因了。不用想得很复杂，你只需要在饮食、运动、心理因素这三个层面中挑一个就好。

比如小满，我们很快就在图里标定了一个特别的事件——抑郁症。抑郁症的发生，是让小满体重变化最大的一个因素，而心理因素管理的失败也正是她后面所有减肥尝试都难以维持的原因。所以在这一次的生活方式干预中，心理因素管理就处于优先级别。

第二步　定目标

我给小满定的小目标是，6 个月内，减掉体重的 10%，大约就是 7 千克。只要达到这个目标，就算减肥成功。你可别嫌慢，这个 10%，是无数医学家通过各种实验共同得出的结论。

如果你的 BMI 小于等于 35，最好把目标定为 6 个月内减少现在体重的 5%～10%；如果你的 BMI 超过 35，可以把目标定为 6 个月内减少体重的 10%～15%。6 个月后，根据实际情况再设定下一轮的目标。

这么设定有三个好处：第一，难度适中，努努力就能达到；第二，健康，即使 6 个月后你还没达到"三体目标"，减少了 10% 左右的体重，也已经大大降低了糖尿病、心血管疾病、不孕不育等风险；第三，不容易反弹，很多人之所以复胖，问题都出在近期目标的设定上，"欲速则不达"，稳一点，慢慢来，才是减肥成功的保证。

对于所有失败过的减肥者，我的建议是，每周称一次体重，平均每周减重不要超过 0.5 千克。

第三步　考虑新工具

找到减肥失败的原因之后，在对自己的饮食、运动、心理因素等进行管理时，我们可以借助很多新工具。

比如，在对小满进行详尽的心理评估后，我发现她确实存在中度以上的焦虑症。于是，我给她开了一些抗焦虑的药物，并且让心理治疗师规律地给她做了 12 次心理治疗，包括放松、正念进食，等等。6 个月后，小满的体重稳稳地减掉了 8.5 千克，目标达成。

在这里，心理评估和心理治疗，就是我们在心理因素层面借助的新工具。我在得到 App 给你准备了两张心理问题自评量表，你可以给自己打打分。饮食层面，我们可以借助日记、餐盘，以及超好用的代餐和轻断食。运动层面，我们有 HIIT、力量训练，等等。

如果这些都尝试过了，却依然没有成功，你可以在医生的指导下，寻求减肥药物和减肥手术的帮助。

总结一下，如果你曾经减肥失败过，请先跟自己和解，然后找到自己减肥失败的原因，定个小目标，选择好新工具，你就可以再次出发了。

这一次，只要摆正心态，抱定"生活方式干预"这颗初心不变，你的成功就只是时间的问题。

·划重点·

❶减肥不难，但反弹很容易。

❷如果你复胖了，一点也不用感到愧疚，这只能说明你身体的机制属于正常人。

❸减重速度不超过每周 0.5 千克。

抑郁？焦虑？
扫码来判断

◊ 3.2   如果你忍不住总吃零食

没有垃圾食品，只有垃圾吃法。

零食，是你减肥路上最大的绊脚石之一。这不是我说的，而是数据告诉我们的。

今天在美国，所有年龄性别人群 20%～25% 的能量摄入来自零食，相当于多吃了一顿饭。最新数据显示，中国是仅次于美国、澳大利亚和墨西哥的零食消费国，零食为中国人提供了大约 10% 的总能量摄入。

人们之所以会吃这么多零食，是因为心理上对食物存在渴望。这种"食物渴望"，通常是指对某种特定食物的强烈消费欲望。有报告称，100% 的年轻女性和 70% 的年轻男性在过去一年中至少对一种食物产生过渴望。

而且，这种渴望，会在多次摄入同一种零食后，诱发食物成瘾。相应地，商家在利益驱动下，就会迎合人们的口味，大量生产这种超级加工食品；而长期接触这些不健康的食品，又会让人们更喜欢这种味道，如此循环反复……

大量的证据表明，巧克力、碳水化合物和咸味零食，与吗啡等成瘾性药物在大脑中的奖励和控制途径有相似之处。所以忍不住总吃零食，并不只是你个人控制力差的问题，更是工业化进程和市场化逐利过程给人类带来的问题。

要解决这个问题，在总结了近年来医学上对零食成瘾的研究后，我给你三个建议。

第一个建议　给零食贴标签

你可以用红、黄、绿三种颜色的标签来区分不同种类的零食。

研究表明，成瘾性食物存在一些共同特点：以碳水化合物为主、混合脂肪、高 GI、深加工。所以，每 100 克能量超过 2000 千焦（477.8 大卡）的食物，精制碳水化合物占到 40% 以上且脂肪含量也不低的食物，以及所有的含糖饮料，都需要贴上红色标签。

什么样的零食可以贴上绿色标签呢？主要包括三类，一类是烘烤坚果，不加盐和糖；一类是奶制品，鲜牛奶、酸奶，不调味；还有一类是完整的水果，或者不加调味品的水果干。此外，简单加工的魔芋丝、豆浆等天然食品也可以贴上绿色标签。

没绿色那么健康，也不像红色那么不健康的零食，则可以贴上黄色标签，比如杂粮饼干、麻辣鸭脖、调味酸奶、果汁，等等。

第二个建议　建立条件反射

研究发现，在对食物产生评价性条件反射之后，我们就会做出更好的食物选择。比如，给薯片打上红色叉号，反复观察图片，就会降低你对薯片的选择概率。数据表明，在接受评价性条件反射训练后，参与者选择水果而不是黄油曲奇的可能性，是原来的三倍。

那么，该如何建立条件反射呢？

我在《秘籍》里给常见零食分好了类。看见红色标签的零食，就在心里打个叉，不要选也不要碰。黄色标签的零食可以偶尔吃，一周不要超过两次，每次不要超过50克。绿色标签的零食每天都可以吃，注意一下总量就好——坚果一把，水果250克，奶制品250克，每天加起来不超过这个量。

经常翻开你的《秘籍》看看，就是在建立条件反射。

第三个建议　备足绿色零食

作为一个爱吃零食的女人，同时也是两个爱吃零食的女儿的妈妈，这个建议是我多年来抗争零食经验的精华。

"妈，我想来袋薯片。"

"可你这周已经吃过一次了。"

"但我实在太饿了，学校的午饭太难吃，我没吃饱。就半袋，好不好？"

"晚饭一会儿就开始。我给你准备了一杯水果酸奶，加了你喜欢的猕猴桃、树莓，还有一把你爱吃的崩豆豆，吃完还饿再来找我！"

"那好吧。"

这是我家经常发生的一幕。小姑娘们放学回来太饿了，难免想吃点零食垫一垫。我自己在家看书，在办公室写东西，也经常忍不住想摸点东西吃一口。

没有人的意志力是无限的。与其坚决抵制零食，不如备足绿色零食，想吃了就可以来一点。零食并不是洪水猛兽，适当吃一些健康的零食，有助于减少压力，提升内在的安全感。

除了前面提到的三类绿色零食，你还可以自己开发一些。我跟女儿提到的崩豆豆，就是我们安徽的一种小零食——把去壳带皮的蚕豆用铁锅干炒，然后装罐撒点盐。

很多天然食物简单烹饪一下，都可以作为绿色零食。蒸煮、干炒，烘烤，都是不错的烹饪方法，记住，要不加油、不加糖、少加盐。像烤地瓜、煮玉米、蒸山药，都不错。不过它们属于主食类，要计入你一天的碳水化合物总量里。

绿色饮料同样重要。天天喝白开水，我也会觉得乏味，不想喝，等到真正渴了，往往会更想喝饮料。所以，我手边永远备好绿色饮料，只要不渴，你对含糖饮料的需求就会大大降低。

什么是绿色饮料呢？茶、黑咖啡、无糖苏打水，还有牛奶，都算。有空的时候，你还可以煮一锅绿豆汤、乌梅汤、山楂水、水果茶，或者豆浆，不用放糖，都很好喝。夏天时，我常用冰镇的无糖苏打水兑自己做的柠檬百香果酱给姑娘们喝，她们都特别喜欢，也就不会惦记那些含糖的碳酸饮料了。

贴标签也好，训练对零食的条件反射也好，备足绿色零食也好，都是为了让你最大限度地享受生活里的小乐趣。还是那句话，生活是自己的，只有把减肥过成了生活，你才能获得真正的成功。

· 划重点 ·

❶ 想吃零食可以吃，但要选择健康零食。

❷ 建立条件反射后，你就会主动选择健康零食。

◇ 3.3 如果你必须应酬或者吃外卖

美食带给你的不应该是无奈的选择，而应该是真实的快乐。

中午饭点儿，写字楼楼下清一色外卖小哥，每个小哥手里都有三四份餐，场景相当壮观。

《2020 外卖行业报告》显示，我国外卖用户规模已从 2016 年的 0.63 亿人增加到 2019 年的 4.23 亿人。

到了晚上，要么三五好友聚会，要么工作应酬，已成为都市生活的一种常态。数据显示，在北上广深这些一线城市，只有不足四成白领能够保证工作日晚上自己在家做饭。有 74.1% 的白领选择在外吃饭是因为"工作忙，没时间"，还有一部分则是因为"懒得做饭"。

想顿顿吃上家里做的饭，对于现代人来说，几乎是一种奢侈。即使在减肥期间，我们也很难避免应酬和外卖。

在这种环境下，减肥人群究竟该怎么吃呢？相关的科学研究非常有限。还好，我本人就是个"骨灰级"美食爱好者，有丰富的在外就餐经验可以跟你分享。

先说外卖，我有两个高招给你。

一是品种尽量丰富。不要光点打卤面、盖浇饭这些，不仅蔬菜、蛋白质肯定不够，碳水化合物、油脂也会双双超标。

二是吃饭顺序。要先喝汤，再吃蔬菜，然后吃肉，最后吃主食。

再说应酬。如果可以选，我的第一选择一定是吃火锅。火锅不仅特别适合正在减肥的你，而且可以保证食材的新鲜和卫生。

选定了吃火锅，再来看锅底。最合适的是清汤锅，其实就是大葱加水；菌汤锅、番茄锅也可以；尽量不要选浓汤锅，因为它脂肪含量很高，甚至不低于牛油火锅。

然后看怎么点菜。关键是要天然，不要选加工食材。肉类多选鱼虾，其次选鸡肉、百叶、黄喉、鸭血、鸭肠、猪肚，最后选瘦一点的牛羊肉；蟹棒、鱼豆腐、丸子、虾滑、午餐肉、香肠之类，就尽量不要选了；豆制品选鲜豆腐、冻豆腐，不要油豆皮、炸豆泡和腐竹之类。

吃的时候呢，要豆制品、肉和蔬菜一起涮，别等肉吃饱了，才用蔬菜填个缝。涮完肉的汤，表层都是油，后涮菜的话，就会全被蔬菜给吸收了。

小料的选择上，我的建议是酱油小米辣，能吃辣的一定要多来点辣椒。

这是因为，人的脂肪其实也有好坏之分。让我们如临大敌的是白色脂肪，一旦过多，会造成代谢紊乱，最终导致各种疾病。而人体内还有一种"好"脂肪，可以燃烧白色脂肪，并且抵抗肥胖和糖尿病，它就是棕色脂肪。

然而，成年人身体内的脂肪主要是白色脂肪，棕色脂肪含量极少。幸运的是，辣椒中所含的辣椒素能够促进白色脂肪的分解，使其变成棕色脂肪。

所以，多吃辣，真的能瘦。

最后，再看吃火锅时应该配什么主食。你要是任性，北京的来俩麻酱烧饼，四川的上俩红糖糍粑，那前面的种种就都白费了。对于减肥人群来说，可以考虑煮个玉米、涮盘山药，喜欢的话，土豆、红薯也行。如果一定要搭配点正儿八经的主食，你可以考虑煮一点杂粮面。

如果实在不能选火锅，点菜时，你可以给自己单加份沙拉，用油醋汁拌，也可以加勺芥末或者小米辣。一大盘沙拉单独放在自己面前，既缓解了陪吃的尴尬，也避免了不停夹其他菜导致的能量超标。可以考虑按照我们的四格餐盘法，把你的餐盘一次性装满，然后除了沙拉就不再夹菜了。

另外，还要记得，约饭一定不能约宵夜。最不适合大吃大喝的时间，是晚上9点到凌晨5点。这个时间段摄入的能量，大部分都会变成你身上的脂肪。而且，人抵抗食物诱惑的能力还会在晚上降低，面对宵夜，你绝对无法拒绝大快朵颐。

也许你还想知道应酬时能不能喝酒，以及喝酒能不能减肥。答案是，酒可以喝，但大部分健康研究都要求控制在中量以下。这里的中量，是每天不超过500毫升红酒，或两瓶啤酒，或3两低度白酒。而想靠喝酒减肥是不可能的，除非你把自己喝到得胃病，大量减少进食，否则酒喝多了不但不会减肥，反而会发胖——因为酒本身就是粮食酿造的，每克酒精含有7大卡能量。而且，喝酒以后，你的意志力会进一步下降，对于该吃多少就更没谱了。

外卖不怕，应酬也不怕，只要你多花些心思，就一定会遇到小小的惊喜。那些让你尝到美味的厨师，会让你在减肥的同时，感受到食物的另一重境界。

・划重点・

❶应酬的第一选择：吃火锅。

❷多吃辣真的可以瘦。

◊ 3.4　如果你是情绪化进食

情绪更似洪水，你不给出口，它就会找上更容易的出口。

人，生而平凡，面对情绪的来袭，食物是最快、最方便的疏解方式之一，自古便是如此。这些情绪未必都是负面的：加班一天，犒劳一下自己，来杯奶茶；大考在即，缓解紧张，来点甜点；中国队拿了金牌，庆祝一下，来顿烧烤加啤酒当夜宵；自己的项目被裁撤，借酒消愁，大吃大喝一顿……

我并不建议把这些进食行为全都理解成情绪化进食，它们也并不全都需要管理。因为除非进行过特殊训练，否则我们吃饭的时候必然带有今天的情绪，尤其是和朋友一起时。情绪化进食有它独有的特点。

情绪化进食有两点判定标准。

第一，有负面情绪。

情绪化进食，是指因消极负面情绪而增加食物摄入。它是身体应对不适的一种策略。更具体地说，为了缓解负面情绪而情绪化进食，是我们为了应对负面情绪，试图通过食物刺激，用最简单的方法调节情绪，防止情绪困扰我们。

为什么一定要是负面情绪？因为高兴的事情一般一次进食就解决了，谁也不能为了中国队拿金牌吃一个星期夜宵吧！但是负面情绪不一样，抑郁、焦虑、失落、无聊，都会持续很长一段时间，不是吃一顿就能解决的。而且研究发现，情绪化进食大多数时候并不能减少情绪困扰，如果你在减肥，反而会在之后引发强烈的内疚感。这样反反复复，摄入的能量必然严重超标。

第二，停不下来。

自己能叫停的，基本上都不是情绪化进食。生理性的饥饿通常是逐渐产生的，并且饿的时候什么东西都想吃，吃的时候会感受到慢慢吃饱，也会感到很满足。而情绪化进食则通常是突然出现的，并且可能只是想吃某种特定的食物，比如薯片，吃的时候可能感受不到逐渐吃饱，更可能是一直狂吃，直到有些不舒服才停下来，通常还可能伴随着一些负罪感或羞耻感。

关于情绪化进食的原因，有不少研究进行过探索。综合来讲，有两点值得我们关注。而在明确这两点之后，我们就可以对自己的行为做出纠正。

第一，节食。

很多人在减肥期间都会采取节食的手段。面对压力或负面情绪，节食者在各种实验中的食物摄入量都比非节食者更高。因此，节食被认为是导致情绪化进食的一个风险因素。

节食者与饥饿感持续斗争的另一个后果是，他们完全失去了对饥饿感和饱腹感的判断能力，这是使他们陷入情绪化进食的一个额外风险因素。

所以，如果不想遭遇情绪化进食，从减肥的一开始，就千万别节食。不节食？那该怎么减肥呢？回到我们的第二章看看吧。

第二，述情障碍。

什么是述情障碍呢？简单来说，就是有了情绪问题，不愿表达，不会表达，不知道怎样正确表达。对减肥来说，述情障碍比负面情绪更糟糕。有负面情绪不可怕，可怕的是，因为述情障碍，我们要一直背负着负面情绪前行，让身心共同承受长期的煎熬。

想解决述情障碍，我们就要设法在刚刚产生负面情绪的时候把它化解开，给自己的情绪找一个出口。这个出口有外向的，有内在的。

外向的比较容易上手，就是找到倾诉的对象，煲个电话粥，聊个八卦，或者找个爱好，运动啊，画画啊，唱歌啊，旅游啊，等等。

内在的化解比较高阶，但如果学会了，解决负面情绪就不需要借助外力，自己很快就搞定了。这个方法，就是学会控制进食时的情绪。

控制情绪是一件挺难的事，因为让人情绪爆发的槽点实在太多，比如陪娃写作业写到血压都高了，德不配位的领导一定要指挥你，同一战壕里的战友出卖你，等等。但如果我们只需要控制进食时的情绪，那就简单多了。

要做到这一点，你可以通过在餐前、餐中、餐后简单地自省，来培养自己在进食过程中对身体的觉知能力，从而控制情绪的波动。

进食前，把注意力集中在胃部，用 1 到 10 给饥饿感打个分，判断一下自己的饥饿级别。这样简单的判断正是一次与身体的对话，很少有人愿意留意自己真正的饥饿感，才会导致饮食上有过多的情绪化行为。

进食中，如果你抑制不住想要进食，可以采用"三口进食法"。人们对于特别想要品尝的食物，往往只在前三口能保持极大的热情，之后就会顺从身体惯性过度摄入。因此，你可以先吃三口，然后重新评估自己的饥饿感，及时在不想吃的时候停下来。

用餐结束后，你可以通过"五问反思法"来记录自己的饮食，回答"与谁进餐""吃了些什么""何时进餐""何处进餐""为什么要吃"这五个问题，并把它们记录下来。

不要小瞧这些简单的反思行为，它们能帮助你增强对内在的觉察意识，渐渐地你会发现，自己识别和驾驭情绪的能力增强了。

在所有情绪化进食行为中，有一种特殊的类型，叫进食障碍。它虽然表现为饮食方面的问题，但其实已经属于精神类疾病。进食障碍人群有的因为进食而胖，有的却因为催吐而极度瘦弱。我的一位大学同学，八年医学博士毕业，就是因为这个病而离开了人世，大家都特别心痛。直到她离开我们之后，很多人才恍然大悟，她当初的表现原来就是情绪化进食。所以我希望你能善待自己，了解一下这个问题。

我在得到 App 准备了一份初判的问卷，如果已经到了进食障碍的程度，请赶紧找精神科医生帮忙。

委屈、不满、愤懑、压抑，这些情绪有如洪水，坝筑得再高，也难免会有决口的风险。所以，在情绪化进食来临时，与其不断筑坝，不如有秩序地泄洪，给情绪一些正向、积极的出口，比如可以吃饭，也可以吃点零食，做好控制就好，而不要把情绪锁死在牢笼里。

千万别忽视自己的情绪
扫码来评分

· 划重点 ·

❶ 不节食。

❷ 三口进食法：先吃三口，然后重新评估自己的饥饿感。

❸ 五问反思法：与谁进餐、吃了些什么、何时进餐、何处进餐、为什么要吃。

◊ 3.5　如果你的生活作息无法规律

医学，不是隔岸看你站在生活的泥潭里，而是弯下腰，帮你负重前行。

好不容易减肥成功的小满，由于工作关系，这段时间过上了打"飞的"的日子。两次出国，时差还没倒好就又开始加班，熬夜成了常态。用她自己的话说，这个月作息基本全乱了。虽然体重只增加了 0.5 千克，但眼见着小肚子又起来了。小满怕自己的胜利果实付诸东流，赶紧来找我求救。

生活作息无法规律，确实是引发肥胖的一个棘手问题。在这种状态下，我们即使吃跟平时同等能量的食物，体重增加也是早晚的事。

一项系统回顾在评估了 28 项研究之后，观察到夜间工作使肥胖的风险增加了 23%，其中腹部肥胖的风险增加了 35%。一项在 18 家公立医院进行的、涉及 2371 名护理人员的研究发现，接触夜间工作的年限和 BMI 之间存在关联，也就是上夜班的时间越长，肥胖的风险就会越高。

生活作息不规律并不是指单纯的晚睡，或者频繁出差，它是指由于进食不规律（有 24 点以后进食的习惯）、睡眠不规律（今明两天的入睡时间或睡醒时间，经常相差 4 小时以上）、睡眠时间少于 6 个小时、夜间工作（长期工作到 24 点以后）、长时间夜间光照（24 点到凌晨 4 点），打乱了我们身体最最重要的一个生理时钟——昼夜生物钟。

如果你只是单纯的熬夜，你可以到前面"睡眠管理"部分翻看我们的解决方案；如果你的作息全部乱了，你可以接着往下看。

昼夜生物钟在葡萄糖和脂类的代谢中，起着至关重要的作用，因为它会引起激素水平的循环变化。褪黑素、皮质醇等激素的产生，取决于中枢神经系统针对光照—黑暗变化进行的节律性活动，而其他一些营养敏感激素，比如胰岛素、瘦素等，则在这个昼夜节律的基础上振荡。

如果从这个角度看，只要昼夜节律被打乱，结果似乎就是增重。所以我们强调，如果可以，一定要遵循大自然给我们规定的日出而作、日落而息的习惯，就算有所调整，也尽量围绕这个规律进行。

但是，生活的压力总是不期而至，哪里是我们这些医生坐在医院的院墙里，说怎样你就可以怎样的。我不愿瞧不起谁，说他"意志力差，管不住吃夜宵的嘴"，也不想高高在上，指手画脚说你的生活作息应该规律。现实中的我们都有不得已的煎熬，常常不得不负重前行。所以，医生要做的，是在生活作息无法规律的情况下，研究我们到底该怎么办。

所幸，确实有一个办法可以在一定程度上解决这个问题。

研究发现，上面提到的几类激素都可以通过进食—禁食周期来进行调节。

昼夜节律钟的主要作用是产生强大的行为节律，例如活动—休息，进食—禁食也是其中之一。而当我们的昼夜节律乱了，人体就会缺乏内在的行为节律，在这种情况下，可以求助于外加的进食—禁食节律来支持代谢的平衡。也就是说，我们可以主动建立起进食的合理节奏，反过来保护好用来代谢的激素，也就避免了作息不规律导致的增重问题。

禁食通常被定义为，在超过 12 个小时的时间内，完全禁食含能量的食物和饮料。限时饮食（TRE）是一种模拟禁食的形式，它要求将每日的能量摄入限制在 4～12 个小时内完成，这样就可以延长空腹状态的时间。TRE 提出了一个解决方案：将进食窗口限制在白天的 12 个小时内，比如 7～19 点，或者 6～18 点，尽可能使进食这件事与昼夜节律匹配。这样，即便是下了夜班回家之后，也可以考虑只在白天吃两顿饭，中间睡 10 个小时（见图 3-2）。

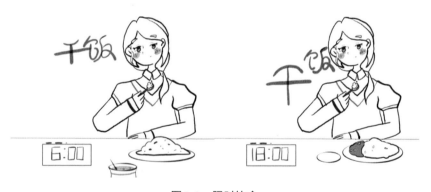

图 3-2　限时饮食

这种方法可以在一定程度上改善代谢健康指标，并成为对抗肥胖和代谢性疾病的方案。

在这个基础上，如果我们把进食窗口缩短到 8 个小时内，并且尽量早一点，比如 6～16 点，就不仅可以避免增重，甚至还有减重的效果。

·划重点·

❶最好的生活方式是天然的作息规律。

❷作息无法规律的话，就外加一个进食　禁食的节律，来骗过自己的大脑。

◊ 3.6　如果你是个"肉食动物"

"肉食动物",正确开启低碳水饮食方案。

如果想要减肥的你是个肉食动物,顿顿"无肉不欢",那么恭喜你,你的减肥历程不会特别艰难,因为爱吃肉和我们的减肥要求并不矛盾。你甚至可以考虑低碳水饮食方案,这样能减得更快。

我在前面已经介绍过,低碳水饮食方案虽然不适合长期使用,但在早期的3~6个月,还是有非常大的优势。

低碳水饮食怎么操作才能更有效、更健康呢?

(1)将平时摄入的碳水化合物减少到摄入总能量的25%~40%。你可以先把自己500大卡的能量缺口减完,看看还剩下多少食物。举个例子,如果还剩下大约1600大卡,那你可以保留不超过600大卡的主食和"碳水"型蔬菜,尽量选用杂粮、全谷物、红薯或南瓜,换算成重量的话大约是150克,平均到三餐就是每顿一两。

(2)剩下的60%~75%都是脂肪和蛋白质的空间。相比平时的饮食,可以适量增加一些脂肪。

继续用上面的例子。除去主食,比如你还有1000~1240大卡能量的进食空间，那至少有 600～840 大卡可以分配给脂肪，400 大卡分配给蛋白质，换算成重量的话，大约就是 70～93 克的脂肪、100 克的蛋白质。考虑到脂肪和蛋白都来自肉，相当于你可以吃到三四两半肥半瘦的肉，折算下来，中午一条黄花鱼，晚上还能来顿五花肉炒菜，这样的减肥生活还是很美好的。

（3）保持充足睡眠。

（4）肥肉适当多一些。这一方面可以缓解因低碳水饮食纤维素摄入减少造成的便秘，另一方面可以提高代谢，促进燃脂。

（5）避开吃其他所有碳水化合物的可能。既然开开心心吃了肉，可不能一不留神再多吃碳水化合物。为了避免你在不知情的状况下吃进过多的碳水化合物，我列了个常见碳水化合物的清单，采用低碳水饮食方案期间要尽量避免。

①油炸碳水化合物主食。虽然可以多吃到一些脂肪，但油炸主食却是极易吸收的能量炸弹。

②富含碳水化合物的蔬菜。蔬菜吃起来越粉糯，可吸收的碳水化合物含量就越高，比如红薯、南瓜、土豆、芋头、山药等，都是高碳水化合物蔬菜。

③甜味水果。水果越甜，可吸收的碳水化合物越多，比如葡萄、苹果、荔枝等，因此要尽量避免。

④各种含糖饮料。饮料中添加的不管是白砂糖、冰糖、红糖、黑糖、果葡糖浆、焦糖、蜂蜜、枫糖、乳糖，还是麦芽糖，都属于可吸收碳水化合物。

⑤碳水化合物超标的加工食物。看食物成分标签，"碳水化合物"一栏，如果超过 20%，你也要绕着走。

配合低碳水饮食，还有几点注意事项：

首先，要避免大量剧烈运动。肉吃多了，反而运动表现会不好。这是真的，因为低碳水饮食会降低剧烈运动的耐受能力。而且，剧烈运动会耗尽肌糖原，在采取低碳水饮食的情况下，补充起来会很缓慢，不利于肌肉的恢复。此外，运动训练时碳水化合物摄入不足，还会导致代谢性酸中毒。

其次，高血脂或心血管疾病患者不能采用低碳水饮食方案，因为这会使血脂进一步紊乱。糖尿病人则很适合。

最后，一项研究比较了采取低脂肪、低碳水和地中海饮食三种不同方案的群体，发现到第六个月，低碳水饮食方案仍有大多数人坚持，但到第二年，低碳水组失败和退出的发生率最高。这可能是由于低碳水饮食方案的食物选择相对有限。

扫码学食谱
三餐不费心

所以，即便你是个肉食动物，这个方案用上 6 个月，恐怕你也坚持不下去了。不必纠结，这时候换成均衡的营养方案更好。

我在得到 App 准备了一套健康低碳水食谱示例，你可以根据自己每天应摄入的总能量来执行。

· 划重点 ·

❶肉食动物可以在减肥初期选择低碳水饮食方案。

❷肥肉适当多一些。

❸避免大量剧烈运动。

◊ 3.7 如果你停不下主食

停不下主食的中国人，自信点，别被卷。

如果停不下主食，这对减肥来说确实挺悲哀。吃脂肪或者吃蛋白质，吃不了多少可能就吃腻了，也就是随时可以收手。但面对碳水化合物，很有可能出现的场景是，当你吃到第三口，你就再也停不下来，直到肚皮都快撑破了，满足感才会真正出现。所以真实的情况是，如果你爱吃主食，比爱吃肉更难减肥。今天，因为热爱主食而导致肥胖的人群，在中国的比例要远高于爱吃肉的。

但是，我们中国人的饮食习惯还是多以主食为主，特别是年纪大一点的人更是如此。而且，对于碳水化合物的成瘾机制，几乎装载在每个人的身体里。很多朋友会说，我就是离不开主食，碳水化合物让我太快乐了，难道我就不配瘦吗？

当然不是，**碳水化合物从来都不是肥胖的对立面**。新中国成立初期，在人们的膳食结构中，碳水化合物供能占比几乎可以达到 70%。但当年别说肥胖了，就是想找几个超重的也困难啊。所以，碳水化合物能吃，也可以占到较大的比例，关键是怎么吃。

经过长年的临床实践，我积累了大量的一手经验，下面就一一为你解密。

首先，重点依然是你的总能量。

在减肥期间，你需要持续打造能量缺口。在能量缺口的基础上，热爱碳水化合物的你，可以让摄入的碳水化合物占到总能量的 60% 甚至70%，同时尽量减少脂肪，并保证最低限度的蛋白质。只要有能量缺口在，碳水化合物多一点，对于减肥来说并不是问题。事实上，如果你爱吃主食，千万不要刻意降低碳水化合物的比例，因为这样只会让你更快地放弃减肥。

其次，改变碳水化合物的质量。

碳水化合物可以多吃，但是我们必须改变它的质量。

第一，要拒绝油炸类的主食，如糍粑、油条、薯条、薯片等，因为这种食物碳水化合物高，脂肪也高，肚子还没填饱，能量就超标了。第二，所有高 GI 的零食，能戒都戒掉，尤其那些标注"低脂肪"的零食，一定要小心，因为它们很可能碳水化合物含量很高，吃了之后，再加上一日三餐的主食，你的碳水化合物摄入就会超标。第三，尽量选用低 GI 食材来制作主食。你可以把原来大米、白面做的主食都替换成糙米、荞麦面、全麦面，然后想吃就吃吧。

最后，改变吃饭的顺序。

先吃肉和菜，把肚子的饥饿感驱走一些，然后再吃饭。多项动物及人类神经生物学研究都观察到，当饥饿感不强烈时，大脑中驱动"碳水"上瘾的伏隔核区域，活动明显减弱，这样你对主食的需求度就变得可以控制了。

但也千万别等肉和菜都吃饱了再吃饭。相信我，停不下主食的你，虽然这时候已经吃不动肉了，但是再来碗汤泡饭或者烩锅面溜个缝，那是绰绰有余，一下子能量又超标了。

所以，如果你是主食爱好者，要注意，无论是在家还是在外吃饭，最简单的做法就是，菜上齐之后，把所有想吃的肉、菜和主食都放在面前的餐盘里，按照比例，吃一口肉，吃一口菜，再吃一口饭，轮着来，不要等菜都吃饱了再吃主食。

有一类特殊的主食爱好者，减肥时在临床上会非常困难。他们会跟我描述："晚上，尤其9、10点以后，本来都快睡觉了，突然特别特别想吃主食。不吃饱饭，那是怎么也睡不着的，甚至都上床了，也辗转反侧，一定要起来吃到撑，才能入睡。"这种情况，如果排除了节食诱发的饥饿，很有可能是焦虑了。如果你也有类似问题，你可以扫描前面的二维码，帮自己评估一下，然后再对症下药。

< ·划重点· >

❶如果你停不下主食，那就在保证能量缺口的前提下，尽可能保留主食。

❷选择低 GI 食物尤为重要

❸吃饭时一口肉，一口菜，一口饭

◇ 3.8　如果你是女性

岁月匆匆，我自从容。对身材的雕琢，是另一种自信和实力的展示。

毫无疑问，女性在减肥人群中占更大的比例。某天和闺蜜们聊天，大家都说，以前只是生完娃的嚷嚷减肥，现在的女孩子，中学时代就已经开始减肥了。找工作要减肥，形象有加分；谈恋爱要减肥，颜值很重要；结婚前要减肥，穿婚纱好看。因为对身材永不满足，一年四季，年年岁岁，减肥成了大多数女性的日常口头禅，你什么时候问她，她都在减肥的路上。

这样有问题吗？

一点也没有。我作为女性的一员，虽然不算胖，但对体型和体脂率也有着更高的目标。杨绛也曾说过，一个体面的中年女性，是在烟熏火燎之后，依旧能保持善良爱美的秉性。所以，如果你也是这样的女性，我不仅很能理解你，同时也一直在用自己的实践，帮你检验着医学科学在女性减肥领域的研究成果。

这些成果主要集中在两个问题上。

需不需要减

生活和环境的压力对于今天的女性来说非常之大。传统的"出得厅堂，入得厨房"已经成为基本的要求，除此之外，女性还要做得出事业，修得了家电，挣得了钱，鸡得了娃，颜值有担当，生活有品位，内心善良，宽容大度，调教得出一个好家庭。

都这么不容易了，在体重这件事上，我的建议是，不要过分为难自己。因为上面说的所有压力，都需要你有一个好身体来扛住。

男性有雄厚的储备，减点脂肪，掉点肌肉，无伤大雅。女性的储备本来就少，一旦减得不对，要么免疫力下滑，经常感冒，各种慢性疼痛找上身来，莫名其妙就觉得疲乏无力；要么衰老成倍加速，出现皮肤松弛、骨质疏松，甚至月经停止等一系列问题。这是因为，脂类是合成雌激素和孕激素的原料之一，如果没有了脂肪来源，身体就无法生产出这些女性必需的激素。

那什么时候算撞到了红线，不能再减了呢？

正常亚洲女性的 BMI 应该在 18.5 和 24 之间，这就是我们判断一个人需不需要减肥的最重要指标。具体来说——

如果你的 BMI 小于 18.5，我不会给你任何减肥的机会，再减就是拿生命开玩笑。相反，我会觉得你可能需要增加一点脂肪和肌肉。

如果你的 BMI 在 18.5 和 22 之间，我的建议是，体重一定不要再减了，再减就会面临上面提到的免疫力下降和衰老加速等问题。但你如果确实对身材不满意，可以看一下你的体脂率和体型，考虑如何增加肌肉替代脂肪，并把脂肪从肚子上转移到大腿上。

如果你的 BMI 在 22 和 24 之间，你不需要有减肥的压力，但真想减一点也可以，一定要见好就收，可以重点看体脂率和体型。

BMI 大于 24 呢？如果你还挺健康的，既没有"三高"，也没有糖尿病的风险，又没有睡眠呼吸暂停综合征、脂肪肝等肥胖导致的疾病，如果你不是打心底里很想减肥，那你可以再等等，只要体重不再增加就行。

如果已经有了上面说的任何一种疾病，或者虽然没查出啥疾病，但BMI 已经超过 30 了，那无论如何，我都会强烈建议你开始减肥。

女性减肥，怎么减效率最高

开始减肥之后，有一种情况在我的女性患者里非常常见，就是急于求成，或者要求极其严格，每天的能量摄入还不到 1200 大卡，有大量运动时也不到 1500 大卡，营养搭配极不均衡。这样的话，用不了两个月，你可能还没达到标准的体重范围，就已经出现了严重的脱发、疲乏、疼痛、停经等情况。针对这些情况，我们要赶紧停下脚步，调整减肥方法。

女性减肥有几个关键时期：青少年时期、孕产期、月经期和围绝经期。青少年时期和孕产期因为存在特殊性，我会在后面单独用两个小节来写。在这里，我们先来看看每个月都要经历的**月经期**。

月经对于减肥来说有两个重要的功能。

一是检验功能。

有的女生很讨厌自己的月经，但月经实际上是我们女性身体对自己的生活方式每月一次的检验。

月经前的情绪波动，可能反映了你这一个月的压力与拧巴；腰痛可能要归因于你长期不当的坐立、行走姿势；而经期的疼痛则是对你长年身心压力的表述。也就是说，不好的生活方式，都会在这个节点体现出来。

所以，女性有月经其实是一件很幸运的事。它是我们及时调整自己的坐标，这个坐标同样可以用于你的减肥大业。如果减肥的方式正确，你的月经只会比以前更加规律，经期血量不少，同时也比较舒服。如果月经出现了问题，那么你一定要反省一下自己的减肥历程，有没有哪些做得不合适，身体不喜欢了。你会发现，饥荒年间的女性根本没有月经，这是因为，身体在持续饥饿的状态下，就会减少生殖这种不必要的需求。

二是代谢重塑。

无论是激素水平、代谢水平，还是身体的修复、情绪的调整，都是在一个月经周期里完成的。月经开始以后的两周，是你可以重新开启的两周。如果调整得好，善待自己的身体，不仅下一次月经期会舒服得多，你的代谢水平还会进入一个更加旺盛的周期，你的减肥也就更加容易。

想调整好，核心有两点：

第一，保证睡眠。大部分时候，你在月经期都会特别困乏，这是身体在修复自己，为进入代谢旺盛周期做准备。有研究显示，月经期饮食结构合理，睡眠充足，会大大降低接下来一个月拖慢代谢的激素的水平——这类激素包括糖皮质激素、胰岛素等。

第二，月经后的一周确保增加运动量。这段时间是我们的黄金减肥期，一方面由于月经代谢、水肿消退，你本身就能轻上1千克左右，另一方面，雄激素等各种促进代谢的激素开始增加，这个时候增加运动，会进一步升高激素水平，最大化你的基础代谢率。

我在《秘籍》里给了你一个关于月经期的提醒，你可以根据它来安排自己的减肥计划。

接下来看看**围绝经期**。围绝经期是指女性绝经前后的一段时期，到了这个时期，肥胖及心脑血管疾病风险都在成倍地增加，减肥变得更加重要。

围绝经期对于你的减肥与月经期有着同样的两个功能。

一是检验。在围绝经期，女性会出现多种异常的生理症状。如果你的减肥方式得当，这类症状应该会越来越少，甚至可以几乎没有。

二是重塑。围绝经期可以对女性身体代谢进行一次重塑，千万不要对这个阶段抱持必然衰老、必然肥胖的成见。我鼓励所有女性一定要抓住这个机会。如果你曾经很忙，没有关照过自己的身体，那么在围绝经期来临时，你一定要从饮食、运动、心理因素三个方面，按照我前面讲的，不折不扣地执行，你的身体将会带你到达完全不一样的高峰。

· 划重点 ·

❶体重撞了红线就要果断停下，转而关注体脂率和体型。

❷月经是你检验自己减肥方法是否正确的坐标，同时也是你重塑代谢的开始。

❸月经期吃好睡饱，减少拖慢代谢的激素；月经后加强运动，增加促进代谢的激素。

❹围绝经期并不会必然衰老，也不会必然肥胖。

◊ 3.9　如果你是孩子爸妈

在孩子体重这件事上，你的误解和忽略可能会毁了孩子一生。

怎么判断孩子胖不胖

在具体讲肥胖对孩子的危害之前，我们得先明确一个问题：怎么判断自己家的娃胖不胖呢？有些小胖墩，一看就知道太胖了；但有些看上去不那么胖的孩子，算不算我们说的胖呢？

其实和成年人类似，衡量孩子是否肥胖也有标准。世界卫生组织也是通过计算 BMI 来判断孩子体重是否正常的，不过稍微复杂一点，算出来的 BMI 需要和相同性别的同龄孩子进行对比。

图 3.3～图 3.6 就是不同年龄段男孩女孩的标准 BMI 范围，你可以先算一下孩子的 BMI，然后再跟图表对照——85th 和 15th 中间部分属于正常体重，超过 85th 那根线就是超重，超过 97th 那根线就是肥胖。

不同年龄段 BMI：男孩

出生～5 岁（百分位）

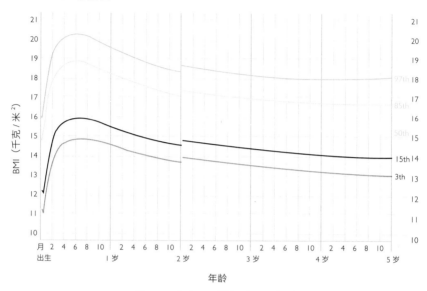

图 3-3　出生～5 岁男孩 BMI 标准

不同年龄段 BMI：男孩

5～19 岁（百分位）

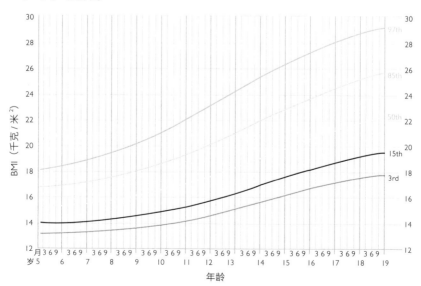

图 3-4　5～19 岁男孩 BMI 标准

不同年龄段 BMI：女孩

出生～5 岁（百分位）

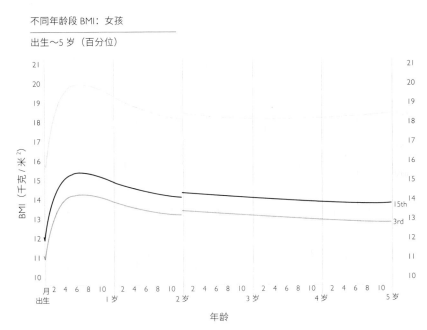

图 3-5　出生～5 岁女孩 BMI 标准

不同年龄段 BMI：女孩

5～19 岁（百分位）

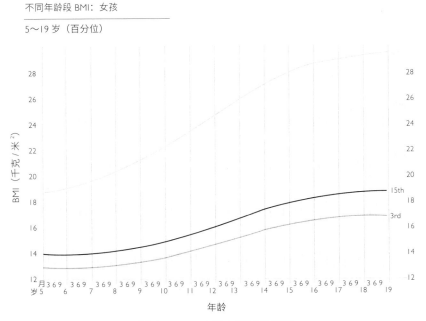

图 3-6　5～19 岁女孩 BMI 标准

孩子胖一点很严重吗

明确了哪些孩子算肥胖，我们就可以回到本节开头讨论的问题了。为什么父母对体重的误解会毁了孩子一生呢？孩子胖一点真的有那么严重吗？

真的有。我们可以看看娃太胖会怎么样。不好看、行动不灵活这些就不说了，我来说三个深远的影响。

第一，不长个儿。

脂肪细胞的过度增加会引发内分泌失调，从而导致孩子过早发育，骨骺线提前闭合。骨骺线闭合后，孩子就没法长个儿了。所以，想让孩子长高，就别让他长胖。

第二，一胖一辈子。

调查显示，肥胖的儿童在成年后，有 42% ～63% 的概率会继续肥胖；肥胖的青少年在成年后，继续肥胖的概率更是高达 70% ～80%。请注意，这种小时候体重过高对未来肥胖的影响，发生在胎儿期、婴儿期、儿童期和青少年时期，也就是说，贯穿一个孩子从娘胎里到 18 岁的所有人生阶段。说得更直白一点，只要 18 岁之前胖，后半辈子大概率也会继续胖。

根本没有什么所谓的"青春肥""婴儿肥"，小时候胖不是很多人以为的长身体，它多半会变成真的胖。

这是为什么呢？其实根本原因就在脂肪细胞上。

在我们漫长的一生中，脂肪细胞的生长发育期只有一个，就是成年之前。婴幼儿时期，脂肪细胞就开始大量繁殖；到青春期的时候，数量达到顶峰。从此以后，这个数量就不会再变了。没错，成年后脂肪细胞的数量就固定了，不会变多也不会变少。不管你是胖了还是瘦了，变化的都不是脂肪细胞的数量，而是它们的大小。

所以可想而知，如果一个孩子小时候营养过剩，脂肪细胞的数量比别人多，那他长大后当然就比其他人更容易胖。

除了有固定的生长期之外，脂肪细胞居然还有"记忆"。

如果一个人在成年之前，也就是在脂肪细胞生长发育的阶段，受到了营养刺激，比如长时间饥饿、经常吃得特别撑、短时间内吃进去很多能量特别高的食物等，不管是营养不良还是营养过剩，身体都会向脂肪细胞发出过度生长的信号。

神奇的是，脂肪细胞会长期"记住"这个信号，在此后的一辈子里，都更倾向于囤积能量、拼命生长。这样的人，可不就是易胖体质，比别人更容易胖嘛？

第三，也是最隐蔽的影响，危害孩子的心理健康。

学校的健康调查告诉我们，肥胖的孩子更容易被戏弄，被欺负，不合群。而父母往往不会把孩子的体重和他们的孤僻行为联系在一起，总是一味地抱怨孩子不够主动，不和人交往，这又会加剧孩子的心理损伤。

遭受了这种心理损伤的孩子，往往会从喜欢的食物中获得慰藉，使体重进一步恶化，进入身体受伤和心理受伤的恶性循环。

所以，没有所谓的婴儿肥，也没有什么青春肥，娃胖了就是胖了。孩子肥胖不仅对现在不好，对将来也不好，对身体发育不好，对心理发育更不好。

如何避免孩子肥胖

如何防患于未然，避免孩子胖起来呢？我给你总结了十招。

第一招，统一战线，确保家里每个人都知道肥胖对孩子的危害。

第二招，管好自己的体重再生娃。

研究显示，父母双方都胖的，孩子肥胖的风险是父母双方体重都正常的孩子的 4 倍；如果父亲一方胖，这个风险是 3.1 倍；仅有母亲一方胖的，这个风险是 2.7 倍。为了备孕，你知道要戒烟戒酒，现在得再加一条——把体重减到正常范围，尤其是当爸爸的。

第三招，新生儿体重不能走极端。

新生儿出生时的体重，正常范围是 2.5～4 千克。医学研究发现，出生时的体重不管是高于 4 千克，还是低于 2.5 千克，孩子成年后变胖，以及患上肥胖相关疾病的概率都会明显增加。所以，准妈妈在孕期要及时监控胎儿发育情况，对自己的饮食做出相应的调整。

第四招，母乳喂养，至少到孩子 1 周岁。

从 20 世纪 90 年代开始，世界卫生组织就一直建议母乳喂养。与奶粉喂养相比，母乳喂养时，婴儿摄入的能量较低，所以体重更轻，成长速度更合理。即便有时候孩子吃得特别多，也不用担心。母乳有自己的调节机制，孩子吃得多，母乳产量大，能量密度就会下降，算下来，孩子吃进去的能量并不会增加。

大多数观察性研究都发现，母乳喂养的学龄期儿童，肥胖风险会降低 15%～20%。而且，母乳喂养还与成年后慢性病风险的降低相关，也就是说，母乳喂养的孩子，长大后会更健康。

第五招，果汁饮料每天要有封顶。

大多数父母都认为，果汁的营养价值就等于水果本身的，甚至更容易吸收。不就是水果榨汁吗？还是纯天然无添加的，有什么不好呢？但事实上，果汁恰恰是导致孩子肥胖的罪魁祸首之一。

我们做个简单的数学题，你就明白果汁和水果的区别了——一杯 240 毫升的苹果汁和一个苹果的分量差不多，但需要 3～4 个苹果才能榨成。孩子吃一个苹果，小肚子就饱饱的了，三四个肯定吃不完，而喝这么一杯果汁，不到 2 分钟就能下肚。但这一杯果汁所含的能量，可是要远远超过一个苹果。

根据美国儿科学会的推荐，1～3 岁的孩子每天最多喝 120 毫升果汁；4～6 岁每天 120～180 毫升；6 岁后每天可以喝 240 毫升。

第六招，三餐让孩子自己吃，没吃饱也不给零食。

自己吃饭有助于培养孩子的专注力，让他更好地感知自己有没有吃饱，而不是慌着去玩，一不小心就吃多了。注意，千万不能养成一会儿吃一点、一会儿吃一点这种"牛羊放牧式"的进食习惯。如果孩子忙着玩，正餐没吃饱，也不要给他零食。他饿了，下一顿自然会好好吃。

第七招，三分饥与寒，少穿一件衣服。

我们在前面讲过白色脂肪和棕色脂肪的区别。其中，棕色脂肪组织与 BMI 呈负相关。也就是说，棕色脂肪组织越多，体重就越低。而适度的寒冷，会促进棕色脂肪细胞的增长。

第八招，让孩子和你一起做饭。

从准备食材到烹饪，再到饭后整理，在参与的过程中，孩子能切身体会到，什么样的食材新鲜有营养，什么菜最真实的味道是什么样，什么菜要如何烧才会既好吃，又不让营养流失……

这会潜移默化地影响孩子的口味和他对食物的选择。而这些从小建立起来的对饮食和生活方式的认知，会影响孩子一生。

第九招，限制孩子玩电子产品，每天不超过 1 个小时。

孩子天性好动，只要限制玩手机、玩平板电脑的时间，他的运动时间就会自然而然地大大增加。对青少年来说，每天 20 分钟到 1 小时的中等强度有氧运动，不仅能预防肥胖，也能帮小胖墩们减肥。

第十招，全家 11 点前熄灯，让孩子睡足 10 个小时。

充足的睡眠有助于体重的自我调节。1～2 岁的小宝贝，每天要睡13～14 个小时；2～4 岁，要睡够 12 个小时；4～7 岁，大概是 11 个小时；到了学龄期和青春期，也就是 7～15 岁，每天要睡足 8～11 个小时。

《庄子·天道》说："语之所贵者意也，意有所随。意之所随者，不可以言传也。"意思是，言传不如身教。所以，上面的十招，需要你以身作则，和孩子一起养成好的生活习惯。

· 划重点 ·

娃太胖的三个影响：

不长个儿。

一胖一辈子。

危害孩子的心理健康。

◊ 3.10 如果你在孕期或者刚生完娃

从怀孕开始,你的生活方式就影响着一家人的未来。

生孩子是一个家庭的头等大事,妈妈承担着精神和身体的双重考验。同时,孕产期也是女性一生中改变自己体重的关键时期。但是,来找我的新手妈妈们,聊起自己的体重可能有 5 分钟,聊起孩子和家庭,可能就要 50 分钟。

我觉得,让这个时候的准妈妈或者妈妈,将注意力只放到自己身上,是有违人性的。但要说"因为照顾娃,所以没时间打理自己的身材",就是一种托词了。

其一,减肥本身就是对生活方式的管理,并不是额外的任务。无论是孕期,还是生产后,你都有大把的时间花在你和孩子的生活上,如果说以前工作忙,没有时间好好做饭,现在反而可以了。

其二,要做一个称职的妈妈,你正应该从自己做起,把健康的生活方式带进整个家庭。而且从备孕开始,全家就都应该有这样的健康共识。

看来时间、环境都不是问题,那问题只能出在认知和方法上了。

想要在产后变成辣妈横空出世,我帮你归纳了三个时间段的关键认知和方法。

第一，备孕期，尽量将体重减到正常范围。

我们中国人备孕，不抽烟，不喝酒，吃各种维生素，独独不太在意体重。前面一节我们已经讲了父母双方体重对孩子的重要性。因此，如果体重超标的话，在备孕期，准妈妈完全可以和准爸爸一起开启减肥生活。这既可以为宝宝未来的健康身体打好基础，也可以营造良好的家庭氛围。

一些日本学者认为，新生儿体重在很大程度上取决于妈妈的孕前BMI，并推荐亚洲人将孕前 BMI 控制在 23 以内。不过，如果在这一时间段不能减到正常范围，请不用着急，接下来才是关键。

第二，孕期，体重有序增加。

怀孕了，整个家庭都希望你能多吃一点，说是"一人吃，两人补"。这时候如果你要控制饮食，控制体重增长的速度，估计全家都要跟你翻脸。

但是，孕期确实是控制体重的关键所在。这个时候控制好了，要远远胜过将来辛辛苦苦减肥，同时也更加有利于孩子的全方位健康，降低母婴两代人患糖尿病、心脑血管疾病的风险。

2009 年，美国国家科学院对女性孕期的体重增长值给出了以下建议（见表 3-1）。

表 3-1　孕期女性体重增长值推荐

孕前体重分类	BMI	孕期总增重范围（千克）
体重过低	<18.5	12.5～18
标准	18.5～23.9	11.5～16
超重	24～29.9	7～11.5
肥胖	≥ 30	5～9

要在孕期让体重有序增长，你完全可以按照我们推荐的营养比例来调整饮食。除此之外，适量的运动也是一个重要手段。研究表明，每周 3 次以上、每次 30 分钟以上的骑车锻炼，有助于降低孕妇妊娠期体重过度增加的风险和妊娠糖尿病发病率。另外，孕妇还可以在医生的指导下进行快走、慢跑、瑜伽等运动。

第三，产后，体重及时恢复。

除了第二章讲的生活方式干预之外，关于产后的体重恢复，我还有三点建议。

（1）母乳喂养：一系列高质量的研究，都印证了母乳喂养和产后女性体重变化是正相关的。也就是说，母乳喂养越充分，时间越久，母亲产后的体重下降就越快。

（2）保持良好的情绪：佩德森等人发现，在怀孕期间和产后 6 个月、18 个月时感到抑郁、焦虑或痛苦的女性，复胖的风险最高。如果你在生完娃的 1 个月后仍然存在这些不良情绪，强烈建议你去寻求医生的帮助。

（3）维持正常的睡眠时间：很多新手妈妈因为母乳喂养方便，就不让爸爸参与晚上对娃的照顾，因此常常睡眠不足。这一方面不利于妈妈体重的恢复——数据表明，女性产后 6 个月每天睡眠时间不超过 5 个小时，与一年后的体重增加密切相关；另一方面，也会造成娃非常黏妈妈，而使爸爸忽略了他的家庭责任。因此，在养育孩子的问题上，新手妈妈要尽早和新手爸爸通力合作。

· 划重点 ·

❶体重管理贯穿备孕期、孕期（事半功倍）和产后三个时间段。

❷母乳喂养、情绪良好、睡眠充足，是产后体重恢复最简单
有效的方法。

◇ 3.11 如果你没有时间规律运动

学会不花时间的运动，你会更厉害。

在门诊，给病人开运动处方时，我听到最多的就是没时间。"太忙了，每天连上厕所都在开电话会，哪儿还有时间运动啊！"但是，运动真的需要时间吗？

我们每天的运动可以分成两种，运动和日常活动。一般情况下，哪种更耗能呢？答案是你的日常活动。有点惊讶，对吗？

在我们日常的耗能中，基础代谢占 70% 左右，日常活动的耗能大约占 20%，而只要你不是长时间高强度运动，一般的运动耗能只占 1%～5%。为什么日常活动会有这么大的消耗，居然超过了让我们汗流浃背的运动呢？

这是因为，日常活动是由你每天的生活习惯和工作方式共同构成的，它代表你醒着的 16 个小时，是在以一种什么样的方式生活，自然要远远超过你每天只有数十分钟的运动耗能。

所以，如果可以增加日常活动量，你不仅能够直接消耗能量，还能促进运动过程中新陈代谢的消耗。长此以往，你就可以提高基础代谢率，使减肥效果事半功倍。

如何增加我们的日常活动量

增加日常活动量，有点像咱妈妈辈说的"闲不住"。具体点说，就是能走着就别站着，能站着就别坐着，能坐着就别躺着，眼里有活，手脚不闲。下面我给你几个可操作的方案。

上班路上安排一段步行、骑车

调查显示，步行是最好坚持的减肥运动，长远来看减肥效果相当不错。

你不用去健身房的跑步机上走，只需要改变一下出行方式，将开车或乘坐公交、地铁改为步行。比如，上班族可以在公司距离较近的情况下步行上下班，在稍远的情况下骑单车绿色出行，如果距离较远，也可以提前几站下车再步行到目的地。这不仅有助于保护环境，也在无形中增加了日常活动量。

除此之外，养狗也是一种不错的选择。美国有多篇研究文章显示，由于需要每天遛狗，养狗的人在体重、心脑血管各方面都更健康。

少乘一段电梯，改成爬楼

在各种日常活动中，爬楼梯是能量消耗最大的一种。它的运动强度可以达到中等，与慢跑差不多。而且，上台阶还可以显著提高你的心率，使其达到有利于脂肪燃烧的区间（最大心率的 60% 左右）。

因此，如果想要减肥，你千万不要放过这个机会。如果楼层不高，你可以直接爬楼梯上去。如果家或办公室在高层，你也可以爬几层楼梯再换乘电梯。

勤做家务

做饭、洗碗、买菜、洗车、照顾小孩、扫地、拖地、搬重物，等等，都是我们日常生活中常干的家务。别小看了这些活动，数据显示，普通家务和娱乐性活动，每天可以额外消耗 100~200 大卡的能量，大约相当于半个小时中等强度的运动量。

此外，做家务还能增加肌肉，锻炼身体的协调性、平衡性；既能使家里井井有条，又能逐渐瘦身纤体，实在是一举两得。

如何在办公室或家里运动

除了增加日常活动量之外，你也完全可以在办公室或家里，化整为零地进行锻炼。读完这一节，咱们就不要把没时间作为不运动的借口了。

适合在办公室或家里进行的运动，需要满足两个条件，一是占用的空间小，二是运动强度大。我们前面讲过，要想达到同样的运动效果，如果时间缩短，那么强度就要增加。跳绳和有氧操就是两种适合的运动。

跳绳

跳绳是一种非常不错的有氧运动，可以在任何时间、任何地点进行。如果每天跳 10 分钟，能够燃烧将近 200 大卡的能量。而且，在减脂的同时，跳绳还可以强化肌力，优化线条。

有氧操

有氧操是另一种常见的居家有氧运动，一般伴随着节奏感强的音乐，适合晨起、午休或晚间闲暇时利用碎片时间进行。它包含多种全身运动，比如开合跳、高抬腿、波比跳、深蹲跳等。在做有氧操时，你的心率会快速升高，并且可以训练到全身各大肌群。

这里我有一套最简单的自用有氧操给你（见图 3-7）：

原地开合跳，连续 20 秒后休息 10 秒，重复 8 次。

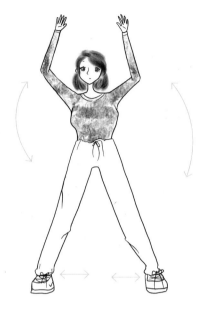

图 3-7　原地开合跳

　　没有时间规律运动，会逼你养成更有活力的日常状态，并且习惯在办公室或家里碎片化运动。这样一来，你就把运动真正融入了生活，最终会收获更多。

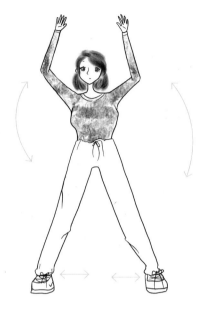
·划重点·

❶日常活动耗能约占 20%，而运动耗能只占 1%～5%。

❷在办公室或家里进行的运动，一要占用的空间小，二要运动强度大。

● 3.12 如果你已经有"三高"

三高，是危机，也可能是转变的机遇。

如果你已经有"三高"，也就是高血压、高血脂、高血糖中的一个，甚至多个，那么减肥对你来说，就是一个处方，而不是可减可不减的口号。

局面看似非常糟糕，但我经常对我的患者说："幸运的是，你还有肥可以减，也就是即便不吃药，你也有改善的空间。"

医学上已经明确，对于三高这类代谢性慢性疾病，减肥有着强大的治疗作用。如果你的三高还处于早期，如果你因为减肥而彻底改变了生活方式，那么你就有可能不用药物治疗，便扳回这一局。

高血压

全球的高血压指南，都将减肥明确纳入了高血压规范管理。美国最新的高血压指南指出，体重减少 1 千克，相当于收缩压或舒张压下降 1 毫米汞柱，这个效果可以一直累加到 5 千克，也就是血压下降 5 毫米汞柱。这意味着，仅靠减肥，你就可以获得半片降压药的效果。

如果你患有高血压，我推荐你在减肥时采用我们前面讲过的地中海饮食方案，结合每周不少于 150 分钟的持续中等强度有氧运动。地中海饮食在减肥的基础上，还能再为你降低 8～10 毫米汞柱的血压，而有氧运动则额外又有 5～6 毫米汞柱的降压效果，加在一起，效果接近两片降压药。

高血脂

肥胖是高血脂的重要诱因，尤其是腹型肥胖。但是想要靠减肥来降低血脂，并不像降低血压一样，只要有能量缺口就行，甚至有些饮食方案，如低碳水饮食、低脂肪饮食，反而会进一步加重血脂紊乱。

想要降低血脂，必须遵循我们前面讲过的营养均衡法则，就是让碳水化合物占摄入总能量的比例维持在 45%～55%，其中要有 0.5 千克的蔬菜；脂肪占 20%～30%；剩下是蛋白质。此外，脂肪一定要吃够，并且天然的不饱和脂肪酸要占到脂肪总量一半以上。这样，很快你就能看到效果。

高血糖

如果你有高血糖，但还没达到糖尿病的程度，那恭喜你，因为仅仅靠减肥这一条，你就有逆转局面、让血糖恢复正常的可能。如果你已经患上了糖尿病，减肥也可以帮助你减少降糖药物或胰岛素的使用量。

关于高血糖人群的减肥，我郑重推荐低碳水饮食方案，具体怎么做，可以参考本章"如果你是个肉食动物"一节。

低碳水饮食方案不仅减肥见效快，而且可以很好地中和掉你身体里分泌过多的胰岛素。同时，你还可以把仅有的碳水食物尽可能都换成低 GI 的品种。这两条都可以帮你迅速降低血糖。

当然，如果已经患上了"三高"，除了对饮食进行调整外，你还需要听医生的，进行相应的治疗。

世间的事就是这样，"祸兮福之所倚，福兮祸之所伏"。当有的人在抱怨自己得了高血压、高血脂、高血糖时，在我的临床中心，有的人却通过生活方式干预，开启了全新的人生，从而远离了心脑血管疾病——人类死亡的第一大诱因。三高，可能只是他人生路上的一次警醒，一次转变的机遇。

我很喜欢《楞严经》中的一句话——"心能转物，即同如来"。在这个世间，那些敢于面对人生的不幸，并且能够借机转化的人，便是自己的如来。

◊ 3.13　如果你有甲状腺功能减退

一个被误解很多年的胖子。

在我早年的临床经验中，有一个深刻的教训。

一位 40 岁的女士来找我减肥。她其实不算太胖，就是人看起来很臃肿，没有精神。我没问出她有什么特殊的不舒服，各项体检指标也都比较正常，所以我们便开启了常规的减肥计划。

一个月下来，她的体重只掉了 1 千克。于是，我们改成了更严格的减肥策略，给她定了 1200 大卡的每日总摄入量。这已经接近医学上普通人的底线了。但是又过了一个月，她的体重纹丝不动。

她不爱多表达，只说很抱歉，运动坚持得不好。我问她为什么不去运动，她说有两次坚持做完了我给她设定的运动量，结果筋疲力尽，躺在床上一直睡到了第二天中午。

我突然意识到有什么被我落下了。我仔细询问了她的三餐情况，发现她吃得比我们规定的还要少。我再三追问，发现她皮肤特别爱干燥，手脚很怕冷，经常犯困，打不起精神，月经只有两天，量也很少。我告诉她，你需要仔细检查一下甲状腺功能，我怀疑你有甲减。她很惊讶，这些症状不是每个中年女性都有的吗?

检查结果验证了我的猜想,甲状腺功能减退症,这正是她减重困难的真实原因。我给她开了甲状腺素补充剂。第二个月,我们什么也没做,她就瘦了 2.5 千克。三个月后,她的甲状腺功能恢复正常,整个就像变了一个人,皮肤紧致,肌肉结实。她说,老公都觉得她年轻了好几岁。

临床医生的经验就是在这样的教训中积累起来的。自此以后,我特别关注病人的甲状腺功能。

如果你吃得也很少,但减肥依然困难,我在得到 App 准备了一张甲状腺功能自检表,你可以对照一下。如果自检超过 7 分,建议你赶紧去医院检查。

如果发现甲状腺功能减退,首先要做的是补充甲状腺素。甲状腺功能调正常了,基础代谢才能正常。其次,因为甲状腺功能减退会使身体储水增加,脂代谢紊乱,所以对于甲状腺功能减退患者,要特别强调减盐,避免水肿加重,并且在减肥过程中也不推荐使用低碳水高脂肪饮食方案,避免脂代谢进一步紊乱。

除此之外,我还想告诉你一个关于甲状腺功能的真相。越来越多的研究证明,肥胖本身就可以引起你甲状腺功能的弱化。

这就意味着,所有肥胖人群,如果想减肥,都要尽力强化甲状腺功能,尤其是自检超过 4 分的。但怎么强化呢?都去吃甲状腺素片吗?医学研究证明,如果只是甲状腺功能弱化,而不是减退,你还有很多其他的方法可用。

1. 补充硒、锌

硒对激活甲状腺有重要作用,体内硒过低的话,会导致甲状腺功能弱化。天然食物,比如坚果、金枪鱼、沙丁鱼、蛋黄以及牛肉等都有比较丰富的硒。

锌同硒的作用差不多,是调节甲状腺激素的重要

扫码自检甲状腺
减肥更轻松

矿物质。天然食物中含锌比较多的是牡蛎、贝壳类、坚果种子以及牛肉等。尽量食补，实在不行再考虑吃补充剂。

2. 规律运动

研究证明，运动可以明显提升各种激素，包括甲状腺素的水平。

3. 补充纤维素

多吃蔬菜和薯类等食物。这并不会强化甲状腺素功能，却能缓解甲状腺功能减退带来的胃肠蠕动减慢、便秘等问题，同时改善脾虚湿盛、五谷不化导致的肥胖。

此外，甲状腺素缺乏会影响血红蛋白合成，同时影响肠道对铁和叶酸的吸收。所以一旦出现贫血，就需要补充富含铁和叶酸的食物，如动物血制品、红枣、桂圆、枸杞、海带、木耳、香菇、黄豆等。

◊ 3.14　如果你有阻塞性睡眠呼吸暂停

减肥对别人是塑型，对你则是治疗。

阻塞性睡眠呼吸暂停，说通俗一点，就是打呼噜打得特别严重，导致呼吸用的气道发生了阻塞，进气和出气都不顺畅。呼吸不畅会导致身体缺氧，从而引发高血压、高血糖、冠心病、大脑功能减退等一系列疾病。

打呼噜和肥胖有什么关系呢？

胖了，脖子就粗，就会使打呼噜的时候喉部塌陷更严重，从而导致睡眠呼吸暂停。呼吸暂停后，人缺氧了，就会使身体里的胰岛素过度分泌，反过来又增加了肥胖的程度。更胖之后，阻塞就更严重，人就愈加肥胖。所以，肥胖和阻塞性睡眠呼吸暂停就是个死循环，如果不打断，就是一道无解的题。至于是先有睡眠呼吸暂停，还是先有肥胖，在这道无解的题里，已经无所谓了。

为什么要把这个病单拎出来讲？一是因为这个病发病率很高，在中国有 23.6% 的成年人罹患；二是因为一旦得了这个病，光按第二章的方法减肥，是减不下来的。

那么，如何判断自己有没有阻塞性睡眠呼吸暂停呢？我在得到 App 准备了一张自评量表，你可以用它来帮忙做出判断。

如果自评达到 3 分，那你就要去医院了，找呼吸科、心内科或者睡眠科的医生都行。一般只需要做一个睡眠监测，医生就可以帮你做出明确的诊断。

确诊之后，你需要根据医生的指导，采取相应的方法，比如应用呼吸机、采取侧卧位、减肥等，改善夜间缺氧的问题。缺氧得到纠正后，各种代谢因素都会好转。这时候再配合我们前面讲的生活方式干预，减肥的速度就会像是坐上了高铁，一日千里。

不要抗拒医生可能采用的呼吸机治疗。你可能会想，我不就是打个呼噜吗？怎么还用上呼吸机了？太夸张了吧。事实上，我的经验是很多病人用上呼吸机后，高血压、高血糖和肥胖都发生了逆转，而因为不胖了，最终阻塞性睡眠呼吸暂停也消失了。最近一项非随机的小研究也印证了我的这个经验：86 名接受呼吸机治疗的患者均出现了 BMI 的降低和内脏脂肪的减少，其中 11 人所患疾病出现好转。

扫码进行睡眠
呼吸暂停自评

· 划重点 ·

❶阻塞性睡眠呼吸暂停和肥胖，就像是鸡和蛋的关系。

❷不要抗拒用重锤治疗睡眠呼吸暂停，因为打断循环尤为重要。

◇ 3.15　如果你还想减，但原方法不管用了

平台期是身体在告诉你"等等我"。

"为什么这两周体重都没再掉？"

"为什么前面的几周，这个方法还挺好用的？"

"我的能量缺口明明还在，体重怎么看着快反弹了？"

在我们中心减肥训练营的微信群里，短则两周，长则两个月，这个画风就要循环一轮。其实，这并不是谁的方法错了，也不是谁不努力了，而是我们的减肥进入平台期了。

真实的减肥，绝不是设定了能量缺口，就可以一路减到底。现实中，体重并不会以稳定的速度持续直线下降。第一个月减重 4 千克，并不意味着两个月可以减重 8 千克、四个月可以减重 16 千克。减肥过程中的体重下降速度往往在初期最快，而后会逐渐放缓甚至停滞。

减肥过程中，连续两周以上体重不下降甚至有反弹趋势的阶段，被一些医学家定义为减肥平台期。平台期的长短会因个体差异、调整方法、原方法而不同。

体重不再继续下降，原因无外乎两点，都涉及你内在的生理平衡：一是体重减少，必然会带来基础代谢的降低，体重减少得越多，基础代谢越低，原来的能量缺口就不管用了；二是身体面对体重的减少，会启动一系列机制来维持代谢的平衡，努力不让体重继续减少。

了解了平台期出现的原因，对你而言，有一个好消息，还有一个坏消息。好消息是它加强了我们减肥的耐心和决心，因为你会发现，只要减肥，几乎人人都得经历平台期。它的出现不是因为我们做错了什么，而是身体开启了保护自己的机制。坏消息是，平台期的出现是我们身体的本能，肯定不能跟它硬碰硬。

怎样才能顺利度过平台期呢？我有几点成功的经验可以告诉你。

第一，有点耐心，别失望。既然是身体在调节，那我们就给它一点时间。坚持原有的生活方式，耐心等待身体完全平衡掉这次减肥带来的改变，然后再次整装待发。

第二，交替使用不同方法。身体对原有的方法可能会逐渐适应，比如你总是均衡地摄入一定能量，那么身体就会记住，并且将基础代谢调整到与你吃进去的能量相匹配。这时候，如果你换个花样，比如开启一个月的轻断食，就可以很容易地骗过身体的记忆，还会带来其他意想不到的好处。在运动上也可以这样，不同的方法轮番用，这个月以中等持续有氧运动为主，下个月以高强间歇运动为主，身体会对它们做出不同的反馈。

第三，增加肌肉。平台期是长肌肉的好时候。这个阶段，我们的身体进入了修复的过程，既不会让你更瘦，也不会让你更胖。这时候，建议你比平常增加一倍力量训练，同时补充蛋白质。你会发现，两周后，即使体重不掉，别人也会夸你看起来瘦了一圈。只要在平台期增加了肌肉，下一轮减肥开启时，你就会比其他小伙伴更加优秀。

所以，平台期并不纯粹是坏事。它可以用来调整身体比例，帮你准备好更平和的心态和更强大的身体，迎接下一轮的减重。这就好比我们加速跑前的热身，热身越充分，加速越给力。

· 划重点 ·

❶人人都有平台期。

❷如果到了平台期，请你做好三件事：有点耐心、方法轮替，以及增加肌肉，让自己的心理和身体做好准备迎接下一轮的减肥。

第四章

帮你完美
避开减肥路
上的大"坑"

凡是带欺骗性的东西，总是披着一件魔术般的外衣，给你以迷惑。

——（英国）柯勒律治（福蒂图）

　　某日，几个医学减肥领域的大咖一起开会，聊起门
诊时听过最多的故事，不是减肥成功了，或是失败了，
而是被骗了。大家总结说："这个世上，减肥的'坑'，
数量大约是有效减肥方法的 100 倍。"所以，你接触到
的 100 个减肥方法里，可能有 99 个都是"坑"。这一章，
我们就一起擦亮眼睛，掀开这些大"坑"上的魔术外衣。

8.1　快速减肥

真正靠动手术、几乎所有快速减肥都是不可靠的。

现代社会做什么都要速度，尤其是一个人想减肥时，更是恨不得春天立志，夏天腰围就下去三个尺码。正是因此，市面上那些打着"快速减肥"旗号的方法，才能撬开你的钱包为它们买单。

让我们先来看看具体有哪些方法。

1. 辟谷

进行辟谷的人，有的会吃一粒丹丸，总体上除了喝水，基本每天不吃任何食物。

2. 生酮减肥法

这种方法要求减肥者不吃或吃很少的主食、蔬菜、水果等，严格控制碳水化合物，通过吃大量脂肪让酮体供能。

3. 减肥茶

减肥茶号称可以刮油，其实是添加了医用泻药和利尿剂等，让饮用者增加排泄。

4. 节食 + 过度运动

长跑 30 公里，撸铁几小时，运动员一样的高强度训练，同时，还不让你多吃。

其实，以上快速减肥方法的本质都是一样的：让你脱水。无论你是胖还是瘦，水分都占了你身体成分的 70%。如果单纯只想减轻体重，再没有什么方法能比直接脱水更快了。

水分分布在人体每一个器官的细胞内外和血液中，而肌肉中的肌糖原正是储水大户。辟谷和生酮减肥法的共同点，是由于身体没了碳水化合物作为能量来源，正好消耗所有的肌糖原以及它储存的水分，从而达到脱水的效果。

医用泻药和利尿剂属于比较直接的排水，节食 + 过度运动则两种脱水方法都包括。

然而，减肥的核心显然是要减掉脂肪，而不是减掉体重秤上的数字。

用这些方法，体重减少确实快，但是恢复起来也特别快。因为它们都是短期的。你能一辈子辟谷吗？还是能一辈子坚持不吃主食，不碰碳水化合物？一旦停下来，水分很快就会补充回来，体重也随之快速反弹。

除了反弹快之外，还有一件更糟糕的事情等着你，那就是反弹之后如果想重新减，尤其是还想用这一类方法，肯定是减不下去的。这又是为什么呢？

因为，我们的身体长记性了！

身体说，你那么长时间都没吃饭，营养极度不良，幸亏我节能减排，才没丢了小命。这回又来？我绝不轻易掉肉了。

除此之外，快速减肥还有很多其他危害，比如常见的胃肠功能衰退；抵抗力下降；月经期延长，月经量变少，甚至停止；皮肤变差；脱发。近年来还有不少研究指出，体重陡然减少或者增加，都会增加心梗、猝死、脑梗的发生率。

在受访人群中，其他危险因素完全一致的情况下，体重变化最大的20%患者与变化最小的20%相比，冠心病风险提高了64%，心肌梗死风险提高了117%，而脑卒中风险提高了136%。辛辛苦苦地减肥，就是为了减少这些事情的发生，没想到却弄巧成拙。

怎样的减肥速度才是合适的，安全又不易反弹？

世界卫生组织、大多数学者和权威机构推荐的健康减肥速度，都是每周减少0.5～1千克，超过1.5千克的话，减肥者患胆结石的风险会大幅提高（见图4-1）。

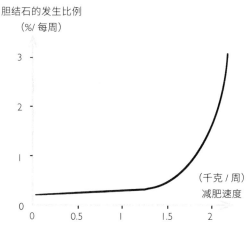

图 4-1　减肥者患胆结石风险率

为什么我们会一次次地掉进这种"坑"

在我们的心里，都住着一个总想走"捷径"的小朋友，这是让你一次次掉进同样的"坑"的真正原因。但是，减肥成功，最终靠的是你的生活方式。生活哪有什么捷径可言？减肥可以简单，但不可以太快，这个世界上，真正的成功都需要时间的累积。"坑"其实长在你的心里，我们把它填平夯实，你就没有弱点可以被人攻击。

◊ 4.2　"我试过，这法子特好用"

真相："我试过"，不是大多数人长期试过。

"我试过，特好用。"减肥过程中，安利别人或被别人安利，是一种再正常不过的互助。大家对于自己有效的经验，都会强烈地想推荐给朋友。但是，别人试过有用的方法，对你真的也有效吗？答案是，可能大多数都不一定有效。

这里有两个前提。一是朋友推荐给你的，一定是一个具体方法，而不是一个原则。原则可能适合你或者大多数人，但具体方法就不一定了。二是这个方法不一定是坑，我们只是在判断它好不好用。

为什么别人的方法，换到你身上就没那么好用了？这是因为，减肥的时候，人与人之间的差异实在太大了。

第一，基因差异。

这种先天差异是不能忽视的，也很难改变。不同基因型的个体，对碳水化合物、脂肪、蛋白质、维生素、矿物质等营养素的代谢、吸收和转化过程都不同，这直接造成了减肥效果的差异。

第二，血糖效应差异。

同样的食物，在不同个体身上引起的血糖效应不一样，原因可能是肠道微生物构成的不同。举个例子，我为你推荐的某种低 GI 食物，可能早上你闺蜜吃了，到中午也不饿，而你吃了，不到两小时就饿了。所以究竟哪种食物适合自己，要多试一试。

第三，体脂率差异。

即便两个人体重差不多，体脂率不同，采用的减肥方案也是不同的。体脂率较高的人更适合有氧运动，减肥期摄入的能量相对应该更少一些。一款代餐，男生吃了瘦下来了，但是如果他推荐给自己的女朋友吃，反而可能会让女朋友长胖。

第四，生活习惯差异。

别人通过减少主食摄入量瘦了下来，但你本身吃主食就很少，对你来说，这个方法肯定就没作用了。别人通过增加运动量瘦了下来，但你平时就有运动习惯，对你来说，这个方法也是无用的。别人每天心情愉悦，睡眠时长足够、质量也高，稍微调整一下饮食和运动，体重自然就下去了，但你精神高度紧张、焦虑抑郁，每天都睡不好，即使比别人采取了更严格的减肥方案，体重也不见得会降下去。

第五，减肥史差异。

之前是否有过减肥经历，采用哪种方式减肥，减肥速度快慢等，都会对减肥的效果有极大影响。对于采取过极端方式减肥的人来说，别人的减肥方法可能就会无效。

为什么我们那么容易轻信别人的方法

身边的榜样，力量最强大。人很容易和自己身边的人形成比较，并以他们为自己的模仿坐标。而面对奥运会冠军、科学家、企业家这种杰出人物，你则会抱持吃瓜的心态，觉得他们身上发生的一切都是"人家"

的世界，看看就好。

　　但是就健康生活方式的养成而言，你要寻找的、对标的，不应该是近处的谁，而应该是来自科学的力量。照着科学的方法去做，做着做着，做成了习惯，你就会变成别人眼中的"人家"。

4.3　0 蔗糖、0 脂肪，0 卡路里

减肥市场的火热，让很多 0 产品应运而生，比如 0 蔗糖可乐、0 脂肪糖果、0 卡路里饮料等。很多减肥中的小伙伴看到这些 0 产品，仿佛看到了救星，心想有了它们，终于可以放心吃，再也不用感到愧疚了。

但是，0 产品是否真的可以"放心"吃呢？是不是"智商税"？

商家的文字游戏水平节节高升。不过没关系，我们一起来扒开 0 产品的魔术外衣，看看它们的本质。

0 蔗糖 ≠ 0 糖 ≠ 0 碳水化合物

说自己"0 蔗糖"的产品，基本都不是 0 糖。

糖的种类很多，不加蔗糖，还可以添加其他糖，比如麦芽糖、果糖、葡萄糖、果葡糖浆、椰子糖等。麦芽糖的 GI 比蔗糖还要高，很多医学研究也都发现，果葡糖浆、人工添加的果糖，都会明显增加体重。

所以，拿到所谓 0 蔗糖的产品，你可以翻到食品标签，看一下成分里有什么其他糖，如果有，那就把它当成普通含糖食品来对待吧。

如果写的是"0 糖"，顶多就是没有额外添加糖，不等于这种食品本身不含糖，或者不含碳水化合物。比如无糖酸奶，奶制品里本身有乳糖，也有碳水化合物；无糖饼干，虽然没有添加糖，但都是碳水化合物。

此外，0糖食品要更关注脂肪。很多高脂肪食品都会宣称自己无糖，但它们的能量其实很高。

0脂肪 ≠ 0碳水化合物

如果某种食品宣称自己0脂肪，那你就得注意看看食品标签上碳水化合物的量，往往它的碳水化合物含量会极高。

0卡路里 ≠ 能量安全

"0卡路里"也就是0能量。"0卡路里"的食物相对比较健康。你需要额外注意的是，含代糖和甜味剂的0卡路里食物，不能吃得过多。

代糖和甜味剂虽然没有能量，却会干扰我们大脑内能量代谢的传递过程。当我们的舌头尝到"甜"时，大脑会认为人体摄入了"糖"（真正的糖，如蔗糖、果糖等），就会告诉胰岛分泌胰岛素来降糖。

这种刺激虽然不会升高体内的血糖，但对大脑来说，和吃了真正的糖是差不多的，也会使胰岛素增加分泌，促进脂肪生成，当然也就有可能增加肥胖的风险。

所以，食物中添加代糖和甜味剂虽然比直接添加糖好一些，但是最近的研究显示，这在减肥和预防糖尿病上没有任何作用，而且比起不添加，糖尿病风险更高。

为什么我们会落进商家的圈套

在产品设计上，商家有一系列专业人才，他们动用了专业的营养、心理、体验感等工具，来设计你的感受。作为普通人，你很难避开商家的"坑"。而我这本书，正是要为你在减肥问题上赋予专业的判断力，用专业对抗专业。

◇ 4.4 大量运动

真相：大量运动并不能带来大幅度减重。

无论是学习还是工作，我们在日常生活中，常常听到这样的教诲："一分辛苦，一分收获。"在运动减肥这件事情上，我们也理所当然地觉得，只要运动的时间够长，强度够大，减肥效果就会好。

但是，了解下面这些事实之后，你会发现，你其实高估了运动带来的能量消耗。

第一，**运动消耗的能量有限。**

我们在前面强调过，单纯的运动减肥往往会失败。

身体活动消耗的能量，占人体能量总消耗的 15%～30%，但这并不意味着大量剧烈运动就能达到消耗值的上限。事实上，身体活动还包括日常劳动等一切行为活动，走路、做家务、伸个懒腰，都算在其中。这些活动消耗的能量，占据了 30% 这个数值的最大比例。

回忆一下自己大量剧烈运动后的状态吧。腰酸腿软，浑身疲累，只想躺平，对不对？做家务？出门买菜？就别提了，完全不想动。所以，大量剧烈运动之后，其他活动消耗的能量往往会相应减少，一增一减，总的来说，消耗的能量是有限的。

第二，运动后的能量补偿效应。

我们的身体经过百万年的进化，其实是为节约能量而设计的。身体会十分恐惧能量不足，希望你能用最少的能量干最大的事，把大部分能量留存下来应对各种紧急情况。

一些新的研究发现，在规律的大量剧烈运动后期，身体的基础代谢会比之前下降；尤其是 BMI 较高的人，能量补偿比例会达到 49%，也就是说，运动消耗的能量可能会被打对折，辛辛苦苦做运动消耗的能量，又被身体的节能本能给补充回来了。

第三，运动效果递减的影响。

在一段时间的有氧、力量等训练后，你会发现，运动效果没有开始时好了。特别是一开始就采用大运动量来减肥的朋友，这种情况更明显。

这是因为，动作的熟练化、运动模式的固定化，加上体重下降，造成相同运动强度下，单位时间身体消耗的能量在不断下降。

当然，有很多方法可以解决这个问题，比如加快速度，增加训练重量或是组数，或者去发现并体验一种新的运动方式，都能让运动效果持续。

大量运动除了减肥效果并不会更好之外，还有两点副作用，一定要小心。

其一，有风险，执行需谨慎。一些特别"自律"的人，明明熬夜工作、疲惫不堪，还要在健身房里完成自己的训练计划，这是我特别不建议的。近年来，在猝死的案例中，运动中猝死，尤其是大量剧烈运动后猝死，占据了较大的比例。所以，如果要进行大量剧烈运动，请一定避开自己的重度疲劳期和高压期。

其二，过量运动对身体有损伤。一项为期四周的最新研究，让受试者在前三周逐渐加量，每周分别做 36 分钟、90 分钟和 152 分钟的高强间歇运动，并在第四周减少到 52 分钟，同时对受试者进行血糖监测和葡萄糖耐量试验，并测定线粒体的呼吸功能。结果发现，在第三周运动量最大的时候，受试者的上述各项指标反而变差，到第四周运动减量后仍然无法完全恢复。

为什么我们会信奉"自虐式"的大量运动

我们内心认可，付出了汗水，就要有对等的收获。大量运动初期效果非常明显，看着体重一天天往下掉，由不得你不心动，所以，它自然就成了你长久的念想。但是，如果没有科学的指导，努力的方向不一定正确。对于减肥来说，大量运动的效果不过是昙花一现，如果可以记得这一点，你就没那么好忽悠了。

◊ 4.5 让脂肪不吸收与加速燃烧

真相：除了生病，吃进去的脂肪没有不吸收的可能。除了运动，几乎什么都不能让脂肪加速燃烧。

在我的记忆中，平均三个来找我减肥的人中，就有一个会带着新发现的秘密武器，问我管不管用。什么"脂肪粉碎丸""脂肪阻断剂""加速脂肪酶""脂肪燃烧弹""燃脂精英"，进口的、国产的都有。我会耐着性子，一遍遍用下面这番原因对他们做出解释。

第一，坦白地说，让脂肪不吸收，是一个全球性的医学难题。目前最管用的脂肪吸收抑制剂，奥利司他，也只有 30% 的吸收抑制作用。这就是说，即使用奥利司他，你吃下去的脂肪也会有 70% 顺利进入你的体内，转化成你自己的脂肪并储存下来。

第二，在抑制脂肪吸收这件事上，没有任何食物提取物的效率会比30% 高。如果有，它早就会被做成药物，或者写进减肥医学的指南中了。事实上，不要说 30%，全球目前的研究中，可以稳定达到 5% 的都没有，连安慰剂的效果都不如。所以，如果吃了这类保健品，你就抱着脂肪不会吸收的心态，放心地大吃大喝，那比不吃这类保健品更糟糕。

第三，让脂肪加速燃烧，在医学上更是难上加难，目前没有任何医学产品在这个领域上市。事实上，我们的身体只要营养均衡，本身就可以生产出燃烧脂肪的酶，在需要时自动完成燃脂这个步骤，不需要额外补充什么物质。

第四，有些产品添加了左旋肉碱啊，咖啡因啊，辣椒素啊，医学上有一定证据证明它们可以加速脂肪燃烧。这一功能的核心原理是，它们可以协助身体把脂肪运送到其燃烧场所——线粒体，相当于搬运工。但事实上，这些搬运工我们人体自身就能产生，食物中也天然含有，应对一般运动和日常生活足够了。

第五，只有在增加到极大运动量时，才有可能出现搬运工短缺。但我们前面说过，大量运动对于减肥来说并不可取。

为什么这些"伪科学"听起来很科学

伪科学一定会用科学当幌子，借用科学的概念和研究方向，在科研成果的基础上杜撰、篡改、夸大。有时即便是做医生的我，也要查阅多篇文献才能搞清楚真相。所以，"听起来很科学"并不稀奇，重要的是我们如何炼成一双火眼金睛。

我有一个简单的办法：敬畏生命。具体来说，凡是涉及改变、干预身体本身的，以及涉及生理调节机制的产品，你都需要慎之又慎，多方求证，比如看看官方的网站和一些学术平台，问问这个领域的同学，问问医生。求证后再下单，不花冤枉的钱，不走绕远的道。

◊ 4.6　只管三个月的减肥训练营

真相：减肥成果，看长期。

市面上流行的减肥训练营有两种，一种是开放式，一种是封闭式。

开放式的通常是建个微信群，或者是健身房里规律训练，人还在家里住，只是通过课程、代餐，甚至配餐上门等方式，指导你减肥。

封闭式通常都有一个固定场所，或者把你带到某个固定环境中，比如带进大山里，接下来你的吃喝住行，都由训练营安排。

开放式比较自由，封闭式呢，管理更加严格，效果自然更好一些。美国有研究指出，由专业减肥机构指导的减肥，成功率大约比普通减肥高 10%～50%。

那么，我们为什么还要批评减肥训练营呢？

我想让你警惕的关键词，不是"训练营"，而是"只管三个月"。这在减肥训练营里非常普遍。管三个月都算久的，大部分减肥效果只能保持一个月。

我们中心的患者，很多都是在训练营里瘦了 10 千克，出来一年不到，又长回去 12～13 千克。这部分人再想减肥的话，只会难上加难。而且，因为体重波动比较大，他们当中高血脂、高血糖的发生率非常高，从长期来看，心脑血管疾病发生率也更高。

问题是，我们怎么判断哪些减肥训练营是好的，哪些只管三个月？难道靠看广告词？

我给你总结一下好训练营的基本特征：

1. 管吃也管动

最起码饮食和运动都要管理，这样的训练营才能算基础入门级的。

2. 不破坏你的健康

无论训练营给你提供什么样的减肥方案，只要觉得健康受到了威胁，你就都别再坚持了。比如减得脱发、停经、食欲全无、睡不着觉、特别疲劳，都是判断的标准。其中最直观的是精力。好的减肥方案，随着体重越来越轻，精力应该越来越充沛，而不是体重越下降，人越没精打采。

3. 方法能长期应用

好训练营提供的饮食指导应该很适合你，能让你长期坚持。最重要的判断标准就是有没有节食，饥饿感是不是特别重。

无论训练营宣称采取哪种饮食方案，只要过度地减少能量，就都是节食减肥。不要觉得反正只有三个月甚至两周，忍一忍就好。节食既伤害身体又没有长期益处，是不可取的。

从这个角度看，封闭式训练营虽然减肥效果更好，但每天不上学、不上班、进行四个小时高强度运动，或者干脆不吃饭，这些都是没办法长期坚持的，所以一旦出了营，反弹就很难避免了。

我们为什么宁肯依靠"短期"的减肥训练营，也不愿进行长期的生活方式干预

当体重和生活都不堪重负时，你可能已经对自己失望过好多次，不

知道要怎么做才能减负。这种情况下，想找个专业的人帮自己一把，这个想法完全可以理解。

但是，在减肥这件事上，你最终能够依靠的只有你自己。减肥归根到底要靠生活方式的改变，无论别人给了你多少帮助，你的生活只能由你做主。

所以，减肥开始的那一刻，我希望你做一件重要的事：相信自己，相信生命。当你完全接受并热爱自己的生命时，你就拥有了融入并改变它的力量。

我在得到 App 开了一门名叫"科学减肥 16 讲"的课程，收到的最多的留言，就是让我推荐代餐，辨别代餐。

《中国超重 / 肥胖医学营养治疗专家共识》明确指出，总的来说，配合营养代餐的强化生活方式干预，比单纯的膳食支持和教育，更能有效降低患者的体重。

代餐的确不是智商税。人们普遍对食物能量比较陌生，减肥时既要保证能量不超标，又要保证营养素均衡，实在很难把握。代餐的出现有效地解决了这个问题，可以帮助人们省脑省时间。

但随着代餐市场的迅速火爆，各种品牌、形式的代餐产品让人目不暇接，不知该如何选择。如果选错了，那就真是交了智商税。

比如，像燕麦酸奶这样的健康零食，如果没有添加丰富的维生素和矿物质，是不能替代你的一餐饭的。再比如，很多能量棒也打出代餐的旗号，仔细一看食品标签，蛋白质几乎没有，全是脂肪和碳水化合物。还有不少代餐，为了让你相信它有效，每餐能量只有 120 大卡，这就成了变相节食。不少商家会混淆代餐减肥和零食的概念，让你以为把代餐当零食吃就能减肥，事实上那只会增加能量。此外，你很容易一日三餐只有一顿吃代餐，其他两顿吃很多，那就形不成能量缺口，肯定减不了肥。

为了帮你轻松搞定选择困难症，我在得到 App 准备了 2019 年年底中国营养学会发布的代餐食品团体标准，你可以去看看。

这个标准给出了代餐食品的如下一些技术指标。

能量：每餐代餐食品所提供的能量应为 200～400 千卡。

蛋白质：代餐中蛋白质提供的能量应占总能量的 25%～50%。

脂肪：代餐中脂肪提供的能量不应超过总能量的 30%，来源于饱和脂肪酸的能量不应超过总能量的 10%，不得使用氢化油脂，亚油酸供能比不应低于 3%。

我们如何分清真假"代餐"

今天的代餐，已经是一种成熟的减肥产品，科技含量并不是特别高。科学用无数次的验证，帮我们在真假代餐之间画了一条线，让它们泾渭分明。用科学的力量武装自己，减肥就可以变得更简单。

什么才是好代餐
扫码来看看

　　我不知道你是读了几页、几章，还是通读了全书后才来到了这里，反正我都准备了一颗赤诚的心，等在这里，和你说几句体己话。

　　在这本书中，我如愿地把最简单的减肥方法给了你，但你回想起来，可能觉得并不容易。减肥成功，是换了一种生活方式，是人生的一场巨大成功。正如我在自序中跟你说的一样，成功总是不容易的。但是，这和简单并不矛盾。每周 150 分钟慢跑，容易吗？不容易。简单吗？很简单。

　　书都写到这里了，我只能实话实说：要打造属于自己的健康生活方式，就得坚持这些最简单的事，无论多难，也咬牙坚持。

　　坚持的动力，我给你三点：

　　第一，如果想减肥成功，这已经是代价最小的苦，这个苦一定要自己吃。

　　第二，坚持下来，就可以给自己一个不一样的人生。

　　我不是说减了肥，你就如何光彩照人，颜值爆表，然后事业爱情双丰收。我想说的是，再没什么比改变生活方式，更能改造你的身体层面、行为层面，直至思想层面。

　　书中的生活方式，即便不用来减肥，也能让你精力更充沛，让你从过去的疲乏中满血复活。当你每天都用这样的方式生活，一天天、一年年，你的人生观和价值观，你看待整个世界的态度，都将发生改变。而这些改变、机遇，以及你对待机遇的态度，将使你的人生抵达一个新的高度。

第三，坚持这样的生活方式，是在用确定性探索生命的意义。

探索生命的意义，应该是我们生而为人，这辈子行走世间一直在渴望的真理。

作为一个在临床一线摸爬滚打的医生，我比其他行业的人可能见识了更多的世间不幸与旦夕祸福。在这个世界上，生命常常不是按照我们预想的轨迹行进。我们希望通过工作、职业、事业、社会、家庭等来找寻生命的意义，但来自方方面面的不确定性常常不期而至，砸得我们措手不及。

在我工作最迷茫、家里也一地鸡毛的时候，我就会让自己放空几天，认认真真地买菜、洗菜、做饭、洗碗、收拾屋子、拖地，规律地运动、睡觉。在这些最具确定性的生活当中，你会不由自主地开始内省，思考这些行为中的自己，思考自己和自然环境、社会环境的相处模式。

生活方式就是上天赐给我们每一个平凡人的慧根，就是我们去了悟生命意义的确定性所在。

所以，如果需要减肥，就请从今天开始坚持吧。在收获成功果实的同时，你还可以凭借这套生活方式开启人生的智慧。

最后，当然是感谢，感谢我的每一位患者，把他们的成功和失败累积成经验，让我可以写给你；感谢我的家人，支持我舍弃了一些陪他们的时间来完成这本书；尤其感谢我六年级的大姑娘，舍弃掉很多可以发挥的创作空间，一板一眼地帮我绘制了书中所有的插画。感谢所有帮助我走到今天的人。

参考资料

文章

1. Massey A, Hill A J. Dieting and Food Craving. A Descriptive, Quasi-Prospective Study. *Appetite*. 2012 Jun;58(3):781-5.

2. Rozin P, Levine E, Stoess C. Chocolate Craving and Liking. *Appetite*. 1991 Dec;17(3):199-212.

3. Thornley S, McRobbie H, Eyles H, Walker N, Simmons G. The Obesity Epidemic: is Glycemic Index the Key to Unlocking a Hidden Addiction? *Med Hypotheses*. 2008 Nov;71(5):709-14.

4. Walsh E M, Kiviniemi M T. Changing How I Feel About the Food: Experimentally Manipulated Affective Associations with Fruits Change Fruit Choice Behaviors. *J Behav Med*. 2014 Apr;37(2):322-31.

5. Hollands G J, Prestwich A, Marteau T M. Using Aversive Images to Enhance Healthy Food Choices and Implicit Attitudes: An Experimental Test of Evaluative Conditioning. *Health Psychol*. 2011 Mar;30(2):195-203.

6. Snoek H M, Engels R C, Janssens J M, van Strien T. Parental Behaviour and Adolescents' Emotional Eating. *Appetite*. 2007 Jul;49(1):223-30.

7. Wilkinson M J, Manoogian E N C, Zadourian A, Lo H, Fakhouri S, Shoghi A, Wang X, Fleischer J G, Navlakha S, Panda S, Taub P R. Ten-Hour Time-Restricted Eating Reduces Weight, Blood Pressure, and Atherogenic Lipids in Patients with Metabolic Syndrome.

Cell Metab. 2020 Jan 7;31(1):92-104.e5.

8. Gabel K, Hoddy K K, Haggerty N, Song J, Kroeger C M, Trepanowski J F, Panda S, Varady K A. Effects of 8-Hour Time Restricted Feeding on Body Weight and Metabolic Disease Risk Factors in Obese Adults: A Pilot Study. *Nutr Healthy Aging.* 2018 Jun 15;4(4):345-353.

9. Ravussin E, Beyl R A, Poggiogalle E, Hsia D S, Peterson C M. Early Time-Restricted Feeding Reduces Appetite and Increases Fat Oxidation But Does Not Affect Energy Expenditure in Humans. *Obesity (Silver Spring).* 2019 Aug;27(8):1244-1254.

10. Sutton E F, Beyl R, Early K S, Cefalu W T, Ravussin E, Peterson C M. Early Time-Restricted Feeding Improves Insulin Sensitivity, Blood Pressure, and Oxidative Stress Even without Weight Loss in Men with Prediabetes. *Cell Metab.* 2018 Jun 5;27(6):1212-1221.e3.

11. Kesztyüs D, Cermak P, Gulich M, Kesztyüs T. Adherence to Time-Restricted Feeding and Impact on Abdominal Obesity in Primary Care Patients: Results of a Pilot Study in a Pre-Post Design. *Nutrients.* 2019 Nov 21;11(12):2854.

12. Neville C E, McKinley M C, Holmes V A, Spence D, Woodside J V. The Relationship Between Breastfeeding and Postpartum Weight Change--a Systematic Review and Critical Evaluation. Int J Obes (Lond). 2014 Apr;38(4):577-90.

13. Pedersen P, Baker J L, Henriksen T B, Lissner L, Heitmann B L, Sørensen T I, Nohr E A. Influence of Psychosocial Factors on Postpartum Weight Retention. *Obesity (Silver Spring).* 2011 Mar;19(3):639-46.

14. Siega-Riz A M, Herring A H, Carrier K, Evenson K R, Dole N, Deierlein A. Sociodemographic, Perinatal, Behavioral, and Psychosocial Predictors of Weight Retention at 3 and 12 Months Postpartum. *Obesity (Silver Spring).* 2010 Oct;18(10):1996-2003.

15. Gunderson E P, Rifas-Shiman S L, Oken E, Rich-Edwards J W, Kleinman K P, Taveras E M, Gillman M W. Association of Fewer Hours of Sleep at 6 Months Postpartum

with Substantial Weight Retention at 1 year Postpartum. *Am J Epidemiol.* 2008 Jan 15;167(2):178-87.

16. Swift D L, Johannsen N M, Lavie C J, Earnest C P, Church T S. The Role of Exercise and Physical Activity in Weight Loss and Maintenance. *Prog Cardiovasc Dis.* 2014 Jan-Feb;56(4):441-7.

17. Donnelly J E, Blair S N, Jakicic J M, Manore M M, Rankin J W, Smith B K.American College of Sports Medicine. American College of Sports Medicine Position Stand. Appropriate Physical Activity Intervention Strategies for Weight Loss and Prevention of Weight Regain for Adults. *Med Sci Sports Exerc.* 2009 Feb;41(2):459-71.

18. Thompson D, Karpe F, Lafontan M, Frayn K. Physical Activity and Exercise in the Regulation of Human Adipose Tissue Physiology. *Physiol Rev.* 2012 Jan;92(1):157-91.

19. Chin S H, Kahathuduwa C N, Binks M. Physical Activity and Obesity: What we Know and What We Need to Know. *Obes Rev.* 2016 Dec;17(12):1226-1244.

20. Mehra R, Xu F, Babineau D C, Tracy R P, Jenny N S, Patel S R, Redline S. Sleep-Disordered Breathing and Prothrombotic Biomarkers: Cross-Sectional Results of the Cleveland Family Study. *Am J Respir Crit Care Med.* 2010 Sep 15;182(6):826-33.

21. Filippatos T D, Derdemezis C S, Gazi I F, Nakou E S, Mikhailidis D P, Elisaf M S. Orlistat-Associated Adverse Effects and Drug Interactions: a Critical Review. *Drug Saf.* 2008;31(1):53-65.

22. Freire R. Scientific Evidence of Diets for Weight Loss: Different Macronutrient Composition, Intermittent Fasting, and Popular Diets. *Nutrition.* 2020 Jan;69:110549.

23. Castellana M, Conte E, Cignarelli A, Perrini S, Giustina A, Giovanella L, Giorgino F, Trimboli P. Efficacy and Safety of Very Low Calorie Ketogenic Diet (VLCKD) in Patients with Overweight and Obesity: A Systematic Review and Meta-Analysis. *Rev Endocr Metab Disord.* 2020 Mar;21(1):5-16.

24. Harris L, McGarty A, Hutchison L, Ells L, Hankey C. Short-Term Intermittent Energy Restriction Interventions for Weight Management: a Systematic Review and Meta-

Analysis. *Obes Rev.* 2018 Jan;19(1):1-13.

25. Matarese L E, Pories W J. Adult Weight Loss Diets: Metabolic Effects and Outcomes. *Nutr Clin Pract.* 2014 Dec;29(6):759-67.

26. Blüher M. Obesity: Global Epidemiology and Pathogenesis. *Nat Rev Endocrinol.* 2019 May;15(5):288-298.

27. Heymsfield S B, Wadden T A. Mechanisms, Pathophysiology, and Management of Obesity. *N Engl J Med.* 2017 Jan 19;376(3):254-266.

28. Madsbad S, Dirksen C, Holst J J. Mechanisms of Changes in Glucose Metabolism and Bodyweight After Bariatric Surgery. *Lancet Diabetes Endocrinol.* 2014 Feb;2(2):152-64.

29. Batterham R L, Cummings D E. Mechanisms of Diabetes Improvement Following Bariatric/Metabolic Surgery. *Diabetes Care.* 2016 Jun;39(6):893-901.

30. Brehm B J, D'Alessio D A. Weight Loss and Metabolic Benefits with Diets of Varying Fat and Carbohydrate Content: Separating the Wheat from the Chaff. *Nat Clin Pract Endocrinol Metab.* 2008 Mar;4(3):140-6.

31. Saris W H. Very-Low-Calorie Diets and Sustained Weight Loss. *Obes Res.* 2001 Nov;9 Suppl 4:295S-301S.

32. Freire R. Scientific Evidence of Diets for Weight Loss: Different Macronutrient Composition, Intermittent Fasting, and Popular Diets. *Nutrition.* 2020 Jan;69:110549.

33. Harris L, McGarty A, Hutchison L, Ells L, Hankey C. Short-Term Intermittent Energy Restriction Interventions for Weight Management: A Systematic Review and Meta-Analysis. *Obes Rev.* 2018 Jan;19(1):1-13.

34. Hall K D, Sacks G, Chandramohan D, Chow C C, Wang Y C, Gortmaker S L, Swinburn B A. Quantification of the Effect of Energy Imbalance on Bodyweight. *Lancet.* 2011 Aug 27;378(9793):826-37.

35. Horne B D, Muhlestein J B, Anderson J L. Health Effects of Intermittent Fasting: Hormesis or Harm? A Systematic Review. *Am J Clin Nutr.* 2015 Aug;102(2):464-70.

36. 中华医学会健康管理学分会、中国营养学会临床营养分会、全国卫生产业企业管理协会医学营养产业分会：《超重或肥胖人群体重管理流程的专家共识(2021 年)》，载《中华健康管理学杂志》2021 年第 4 期：317-322。

37. 张爽、李莲、黄育北、陈可欣：《成年人睡眠时间对体重增加和肥胖风险的 Meta 分析》，载《中华流行病学杂志》2015 年第 5 期：519-525。

图书

1. Fung, Jason. *The Obesity Code: Unlocking the Secrets of Weight Loss.* Vancouver: Greystone Books, 2016.

2. Institute of Medicine and National Research Council. *Weight Gain During Pregnancy: Reexamining the Guidelines.* Washington, DC: The National Academies Press;2009.

3. 中国疾病预防控制中心营养与健康所、中国营养学会：《中国儿童青少年零食指南 2018》，人民卫生出版社 2018 年版。

4.〔加〕冯子新：《肥胖代码 减肥的秘密》，钱晓京、贾文军译，人民邮电出版社 2019 年版。

5.〔美〕格雷格、斯通：《救命！逆转和预防致命疾病的科学饮食》，谢宜晖、张家绮译，电子工业出版社 2018 年版。

6.〔美〕特里弗雷、莱斯驰：《减肥不是挨饿 而是与食物合作》，柯欢欢译，北京联合出版公司 2017 年版。

7.〔日〕牧田善二：《饮食术》，肖爽、梁永宣译，中国中医药出版社 2020 年版。

8.〔日〕关口贤：《周一断食》，吴梦迪译，江苏凤凰文艺出版社 2020 年版。

9.〔美〕海曼：《吃"肥"见瘦：吃对脂肪赢回身材和健康》，王雅娟译，电子工业出版社 2021 年版。

10.〔美〕海曼：《超新陈代谢轻松自动减肥法》，肖旭等译，北京体育大学出版社 2008 年版。

11. 陈伟：《协和专家医学减肥处方完全执行手册》，海南出版社 2020 年版。

12. 邱超平：《减脂生活：基础代谢减肥法》，北京联合出版公司 2021 年版。

13. 王友发、孙明晓、杨月欣（编）：《中国肥胖预防和控制蓝皮书》，北京大学医学出版社 2019 年版。

14. 刘英华、李峰、张永（编）：《301 医院营养专家：减肥瘦身一本通》，化学工业出版社 2017 年版。

今天，你的最后一次减肥就正式开始啦！
先来记录一下你现在的身体数据吧！

我的BMI：_____ 【BMI= 体重（千克）÷ 身高（米）^{2}】（计算之前请重新量一下你的身高，因为随着年龄增长，身高也会缓慢变化。）

我的腰围：_____厘米（双脚靠拢，放松身体，挺直地站着，稍稍抬高你的下颌，在自然呼气时，测量肚脐上方0.5～1厘米处一圈的长度。）

我的臀围：_____厘米（沿臀大肌最突起处，测量臀部一圈的长度。）

我的腰臀比：_____（腰臀比 = 腰围 / 臀围）

我的基础代谢：_____
【女性：655.1+9.56× 体重（千克）+1.85× 身高（厘米）-4.68× 年龄】
【男性：66.47+13.75× 体重（千克）+5× 身高（厘米）-6.76× 年龄】

我的每日蛋白质需要量：_____克【体重（千克）×（1～1.5）】

现在，给自己定一个三体目标

BMI：_____
体脂率：_____
腰臀比：_____

✦ 我的体重坐标图 ✦

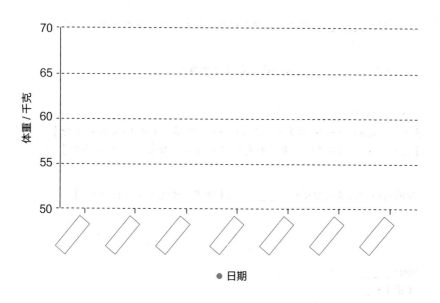

● 日期

想打造能量缺口，要先记录你的正常饮食哦
然后从里面删掉 500 大卡就可以啦！
先记下三天的饮食，然后给不想吃的食物打上 ×

■ 第一天

早餐：

午餐：

下午加餐：

晚餐：

吃饭要吃对
扫码查能量

- 第二天

早餐：

午餐：

下午加餐：

晚餐：

- 第三天

  早餐：

  午餐：

  下午加餐：

  晚餐：

你需要知道自己是真的饿还是想吃。

饥饿发现量表

日期	早/ 中/ 晚餐	饥饿等级										
		0	1	2	3	4	5	6	7	8	9	10

```
腹中空空          饿      中度地带（不饱不饿）  饱足           撑到恶心
      极饿      间歇性感到饿      吃到不饿了     过饱
◄──┼────┼────┼────┼────┼────┼────┼────┼────┼────┼────►
   0    1    2    3    4    5    6    7    8    9    10
```

　　这个量表可以帮助你在开始进食时识别最初的饥饿感。这个等级系统是完全主观的，有助于你感觉身体的内在信号。没有正确或错误的量表使用方法——它只是为了增强你的饥饿意识。你的饥饿程度越高，这些数字对你的意义就越大。

　　中度地带是 5 分，这时你既不饿也不饱。想象一下变成 0 分的过程中，你的胃越来越空、越来越饿。4 分时，你开始感到饥饿。饥饿感阵阵袭来，再继续下去就到 3 分了。3 分时，你能确确实实感到很饿了。2 到 1 分时，你饿极了。

　　每次开始进食时，检查下自己的饥饿程度。最好在 3 分左右就开始进食。5 分及以上时，你不饿。如果 2 分或更低，你会非常饿，此时进食有可能暴饮暴食。

每一餐不知道怎么搭配和选择？那就来选个四格餐盘吧!

女性减脂期一般摄入 1200 大卡能量，以下是一餐示意图（8 寸餐盘）：

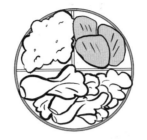

男性减脂期一般摄入 1500 大卡能量，以下是一餐示意图（9 寸餐盘）：

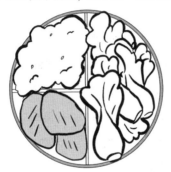

日常能量摄入超过 2300 大卡的人群，减脂期的一餐示意图（10 寸餐盘）：

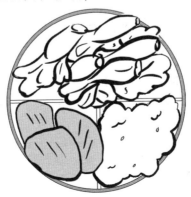

✦ 进阶饮食方案：轻断食打卡 ✦

第一个月						
周一	周二	周三	周四	周五	周六	周日
周一	周二	周三	周四	周五	周六	周日
周一	周二	周三	周四	周五	周六	周日
周一	周二	周三	周四	周五	周六	周日

每周一天（1000大卡，10个小时内吃完）
每完成一天在对应的格子里打个√

第二个月						
周一	周二	周三	周四	周五	周六	周日
周一	周二	周三	周四	周五	周六	周日
周一	周二	周三	周四	周五	周六	周日
周一	周二	周三	周四	周五	周六	周日

每周两天（1000大卡，8个小时内吃完）
每完成一天在对应的格子里打个√

第三个月						
周一	周二	周三	周四	周五	周六	周日
周一	周二	周三	周四	周五	周六	周日
周一	周二	周三	周四	周五	周六	周日
周一	周二	周三	周四	周五	周六	周日

每周两天（750大卡，6个小时内吃完）
每完成一天在对应的格子里打个√

第四个月

周一	周二	周三	周四	周五	周六	周日
周一	周二	周三	周四	周五	周六	周日
周一	周二	周三	周四	周五	周六	周日
周一	周二	周三	周四	周五	周六	周日

每周两天（500大卡，6个小时内吃完）
每完成一天在对应的格子里打个√

第五个月

周一	周二	周三	周四	周五	周六	周日
周一	周二	周三	周四	周五	周六	周日
周一	周二	周三	周四	周五	周六	周日
周一	周二	周三	周四	周五	周六	周日

每周两天（500大卡，6个小时内吃完）
每完成一天在对应的格子里打个√

第六个月

周一	周二	周三	周四	周五	周六	周日
周一	周二	周三	周四	周五	周六	周日
周一	周二	周三	周四	周五	周六	周日
周一	周二	周三	周四	周五	周六	周日

每周两天（500大卡，6个小时内吃完）
每完成一天在对应的格子里打个√

现在来学点管用的运动！

✦ HIIT 经典方案一 ✦

1. **热身**：以每小时 5 千米的速度走 5 分钟。

2. **加速**：以每小时 6 千米的速度走 60 秒。

3. **放慢脚步**：以每小时 4 千米的速度慢走 75 秒。

4. **步骤 2 和步骤 3 重复 5 次**。

5. **放松**：以最舒适的速度放慢脚步，走 5 分钟，结束。

✦ HIIT 经典方案二 ✦

1. **热身**：慢跑 8～10 分钟，使心率保持在 60%～70% 峰值心率。

2. **加速**：加速跑 4 分钟，使心率保持在 85%～95% 峰值心率。

3. **慢速跑**：慢跑 3 分钟，使心率保持在 60%～70% 峰值心率。

4. **步骤 2 和步骤 3 重复 4 次**。

5. **放松**：慢跑 3～5 分钟，使心率保持在 60%～70% 峰值心率。

（峰值心率计算方法：220－年龄）

防止动作不规范
扫码看示范

✦ 自重深蹲 ✦

1. 保持站姿，双脚间距与肩同宽，脚尖微微向外，双手向前举起与肩平；

2. 先屈髋，以屁股往后坐的感觉带动身体重心向下，然后屈膝，至大腿和地面水平为止；

3. 下蹲的过程中速度不宜过快，腰背挺直，控制重心在双脚中间；

4. 利用股四头肌和臀大肌的力量蹲起，蹲起的过程中要注意膝盖时刻和脚尖方向一致，不要出现膝盖内扣。

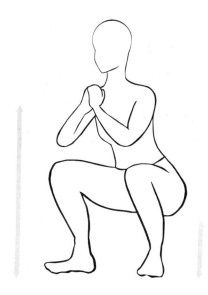

　　★你如果只能蹲 10 下，那就每次做 5 下，共做 8 组，这样能够有效避免你过早耗尽腿部力量。

✦ 单腿弓步蹲 ✦

1. 保持站姿，双脚并拢，脚尖朝前；

2. 向前跨出一小步，以臀部向下的姿态单腿蹲下，到后腿的膝盖接近地面为止；

3. 下蹲过程中要保持身体正直，重心在臀部的位置，前腿膝盖呈 90 度；

4. 利用前腿股四头肌的力量蹲起，收回前腿，保持站姿；

5. 换另一条腿跨出，做单腿弓步蹲的动作，两条腿各做 10 下为一组，共做 3 组。

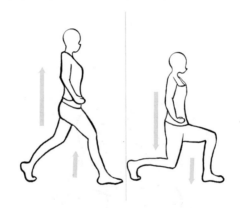

✦ 上斜俯卧撑 ✦

双掌撑在高于地面的平面做俯卧撑，12 个一组，共做 3 组。

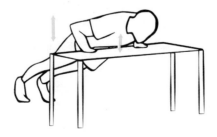

1.觉察呼吸：站立位、坐姿、卧位都可以，做几个深呼吸；觉察呼吸，觉察身体，试着放松比较紧张的身体部位。

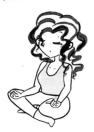

2.从鼻子慢慢吸气，同时把肩膀往上抬；从嘴巴慢慢吐气，同时把肩膀往后转，向下回到原来位置。

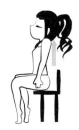 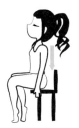

3.伸展：吸气，慢慢地、带着正念向身体两侧抬起胳膊，速度可以慢一点，保持觉察，一直把双手伸展至头顶；以自己的节奏吸进、呼出，胳膊继续向上，指尖轻柔地向天空伸展，双脚坚实地站在地板上，去感觉肌肉的拉伸。

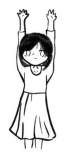 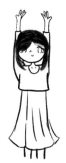 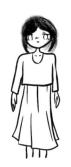

✦ 月经期的提醒 ✦

1	2	3	4	5	6	7
经期第1天 睡好觉 不运动	经期第2天 睡好觉 不运动	经期第3天 睡好觉 不运动	经期第4天 睡好觉 不运动	经期第5天 睡好觉 小量运动	经期后 第1天 加强运动 少吃盐	经期后 第2天 双倍有氧+ 力量训练 口味清淡
经期后 第3天 双倍有氧 训练	经期后 第4天 双倍有氧+ 力量训练	经期后 第5天 双倍有氧 训练	经期后 第6天 恢复正常 运动	19	20	21
22	23	24	25	26	27	28

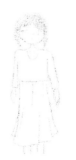

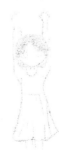

✦ 常见零食标签 ✦

红色	黄色	绿色
百醇牛奶味注心饼干	百草味开心果	无盐坚果
合味道方便面	百草味青芒果干	纯牛奶
芝士奶酪味威化饼干	蒙都手撕牛肉干	水果
奥利奥原味夹心饼干	王小卤虎皮凤爪	水果干
水蜜桃夹心棉花糖	有友泡椒凤爪	无糖豆浆粉
乐事薯片	久久丫薄豆干	酸奶
上好佳鲜虾条	活润果粒风味发酵乳	大枣夹核桃
卫龙大面筋	梦龙黑巧克力冰淇淋	原制奶酪
丹麦蓝罐曲奇饼干	蟹黄味瓜子仁	魔芋丝
好丽友Q蒂	百吉福棒棒奶酪	低盐牛肉干
天然酵母面包（巧克力味）	牛乳片	黑咖啡

现在，开始你的 21 天健康生活方式养成计划吧！

饮食目标：能量缺口_____大卡
运动目标：每周_____次有氧运动，总计 150 分钟
　　　　　每周_____次力量训练
心理目标：睡好觉
　　　　　每日放松 10 分钟

21天养成计划						
1	2	3	4	5	6	7
8	9	10	11	12	13	14
15	16	17	18	19	20	21

实现一天能量缺口给自己画个☆
完成一次有氧运动给自己画个☆
完成一次力量训练给自己画个☆
完成一次高强间歇运动给自己画个☆
规律睡觉一次给自己画个☆
每日放松10分钟给自己画个☆